Essential Cultural Relics of
Shanghai Museum of Traditional
Chinese Medicine (Medical History
Museum of Chinese Medical
Association)

Paintings and Calligraphy

海上杏博

上海中医药博物馆 ｜ 中华医学会医史博物馆
精品文物撷英 ｜ 书画分册

名誉主编 · 杨永清　钟力炜

主　　编 · 李　赣

上海科学技术出版社

館物博藥醫

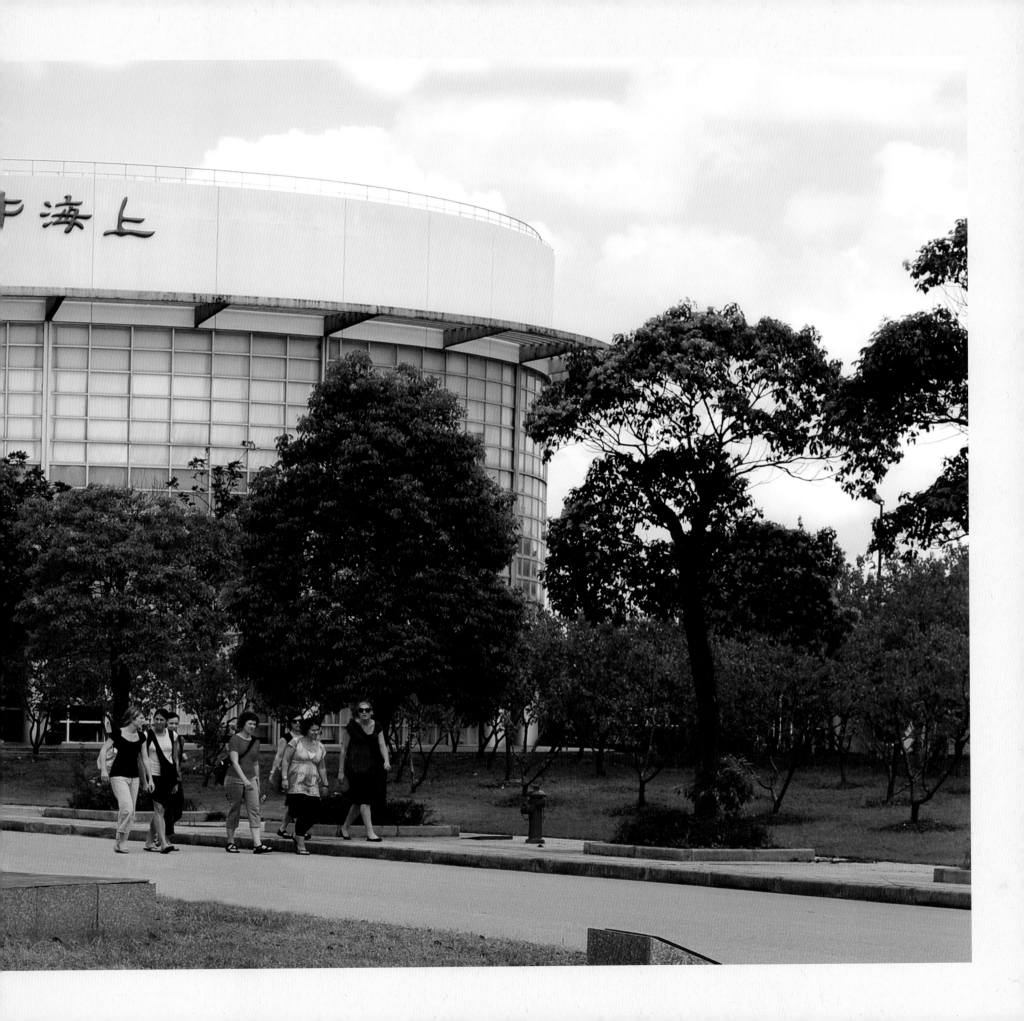

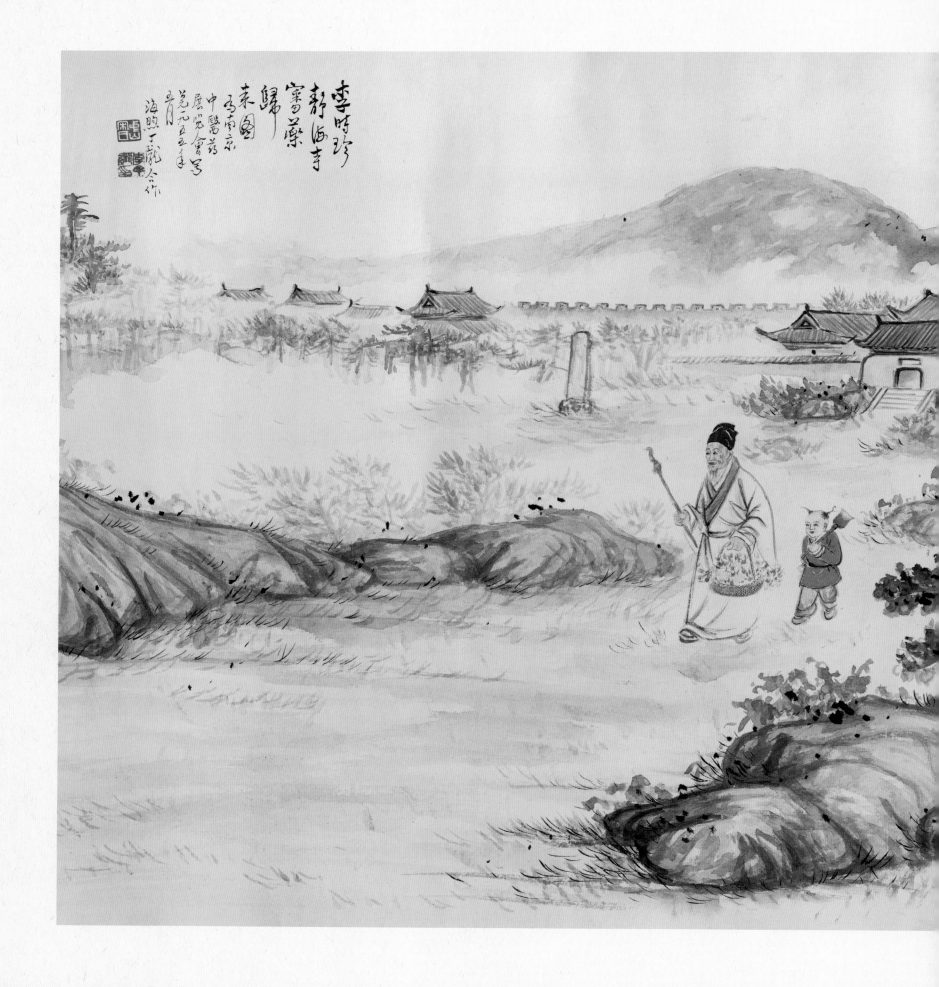

李时珍静海寺窖药归来图

南京中医药展览会写

一九五五年五月

海照丁亢合作

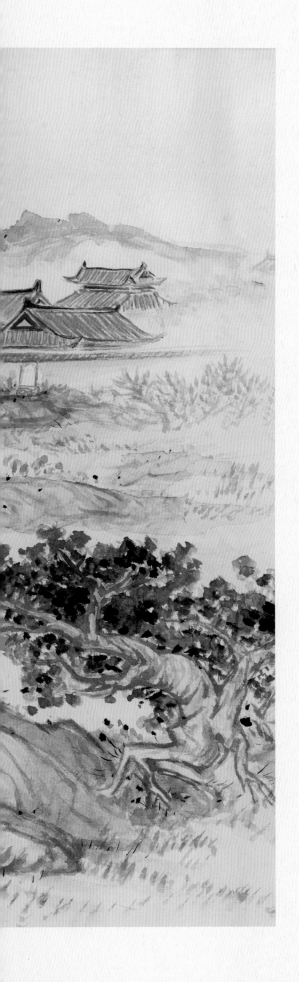

内容提要 SUMMARY

本书精选了上海中医药博物馆／中华医学会医史博物馆所收藏的历代名医、名家书画作品 76 幅，分为绘画类、书法类、拓片类三部分，从一个侧面反映了这些名医、名家的艺术造诣和文学修养。中医药和书画这两大中华民族传统文化的瑰宝有着相通的内涵，名医的医学成就与他们深厚的文化素养密不可分。通过对这些书画类文物的研究，不仅可展现其医学价值、历史价值、文物价值，而且能客观、具象地印证中医学的发展和历史成就，从而更好地弘扬中医药传统文化、普及中医药科学知识、绽放中医药历史底蕴。

编委会名单

名誉主编

杨永清　钟力炜

主　编

李　赣

副主编

全　瑾

编写人员
按姓氏笔画排序

全　瑾　李　赣　陈侣华　郑　芬
俞宝英　韩　俊　燕竞飞

翻　译

杨　渝

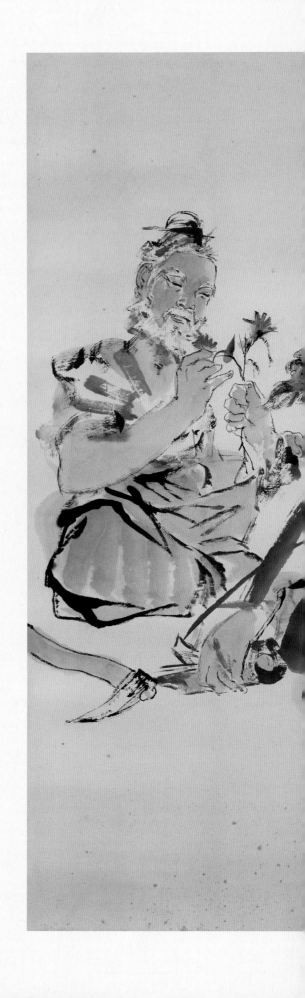

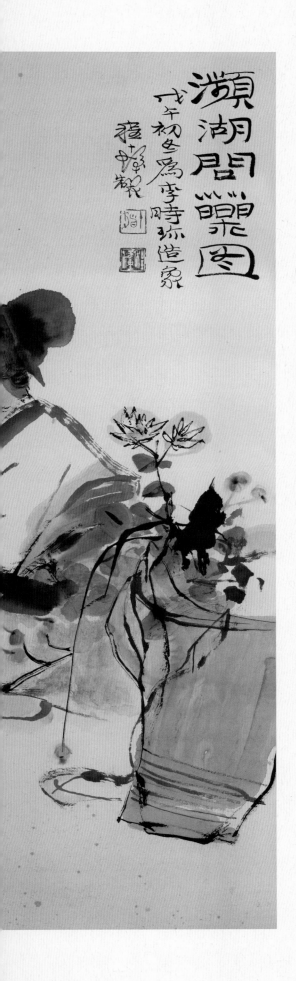

Honorary Editor-in-Chief

Yang Yongqing

Zhong Liwei

Editor-in-Chief

Li Gan

Associate Editor

Quan Jin

Editors

In the order of surname strokes

Quan Jin

Li Gan

Chen Lyuhua

Zheng Fen

Yu Baoying

Han Jun

Yan Jingfei

Translator

Yang Yu

编写说明

中华文化千古传，翰墨亦可生药香。中国书画与中医药文化同为中华优秀传统文化的瑰宝，两者同源相通、渊源颇深。自古医艺不分家，古代有许多中医师"医艺双修"，既掌握医学知识，又精通文学艺术，在琴、棋、书、画等方面造诣非凡；同时不少文人墨客涉猎医术，将医学理论与艺术实践相结合，创作出一幅幅具有医学价值的书画作品。

中华医学会医史博物馆创立于 1938 年，是中国第一所医学史专业博物馆。1951 年，中华医学会迁往北京，医史博物馆改属中华医学会上海分会。1959 年，医史博物馆划归上海中医学院（上海中医药大学前身）。1998 年，医史博物馆改属大学和中华医学会双重领导。伴随着上海中医药大学搬迁至张江，2003 年 10 月，医史博物馆与大学的中药标本室、党史校志编辑办公室合并，组建为上海中医药博物馆。博物馆底蕴深厚、文物众多，馆藏从新石器时代至近现代中医药文物 14 000 余件，展出文物、文献及中药标本 1 600 余件。其中，书画类文物以其

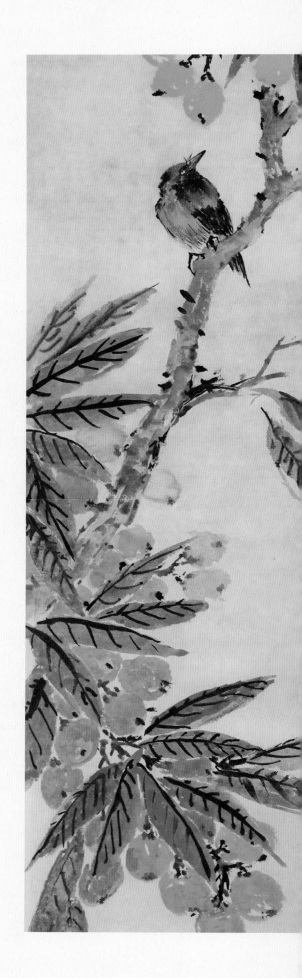

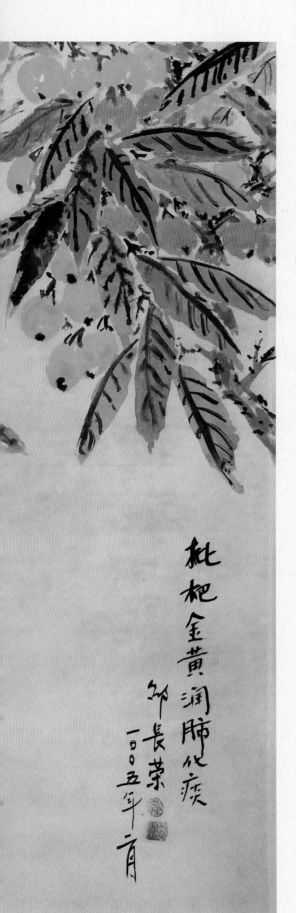

枇杷金黄润肺化痰
邓长荣
一〇五年 育

独特的艺术形式和丰富的医学、文化内涵，成为收藏中的一大亮点。

《海上杏博——上海中医药博物馆/中华医学会医史博物馆精品文物撷英（书画分册）》一书通过对博物馆书画类文物的系统整理和深入研究，以图文并茂的方式展示精选的珍贵书画类文物，直观地再现了这些文物的历史背景、医学内涵和艺术价值。这些作品不仅反映中医药的发展脉络，也是我们了解名医名家生平事迹和学术思想的第一手资料，集中体现出高超的艺术造诣和广博的文学修养。通过对这些书画进行解读和赏析，读者可以深入了解中医药文化的丰富内涵，领略中国传统书画艺术的精彩绽放，进而感悟中医药文化与书画艺术的融合之美。文以化人，润物无形。中医药博物馆作为集中展示中医药历史文化的重要场所，肩负着传承和弘扬中医药文化的重任。习近平总书记强调："要让更多文物和文化遗产活起来，营造传承中华文明的浓厚社会氛围。"本书的出版，就是"让文物活起来"的生动实践。

本书在编写过程中得到了陆文耀、徐蓉娟、郭天玲、赵世安、顾晨洁等专家的专业指导和无私帮助，在此致以诚挚的谢意。

PREFACE

Chinese culture has been passed down through the ages, and the fragrance of ink can also convey the essence of medicine. Both Chinese painting and calligraphy, as well as traditional Chinese medicine (TCM), are gems of Chinese culture, sharing a common origin and deep connections. Since ancient times, the arts and medicine have been inseparable. Many ancient Chinese physicians were skilled in both medicine and the arts, excelling in literature, music, chess, painting, and calligraphy. Simultaneously, many literati and poets explored medical knowledge, combining medical theory with artistic practice to create paintings and calligraphy works with medical value.

The Shanghai Museum of Traditional Chinese Medicine, originally the Medical History Museum of Chinese Medical Association founded in 1938, is the first medical history museum in China, with a profound heritage and numerous artifacts. In 1951. the Chinese Medical Association relocated to Beijing, and the Medical History Museum came under the jurisdiction of the Shanghai branch of the Chinese Medical Association. In 1959, the Medical History Museum was transferred to the Shanghai College of Traditional Chinese Medicine (the predecessor of Shanghai University of Traditional Chinese Medicine). In 1998, the museum was jointly managed by Shanghai University of Traditional Chinese Medicine and the Chinese Medical Association. With the relocation of Shanghai University of Traditional Chinese Medicine to Zhangjiang, Pudong District, the Medical History Museum, the university's Chinese medicine

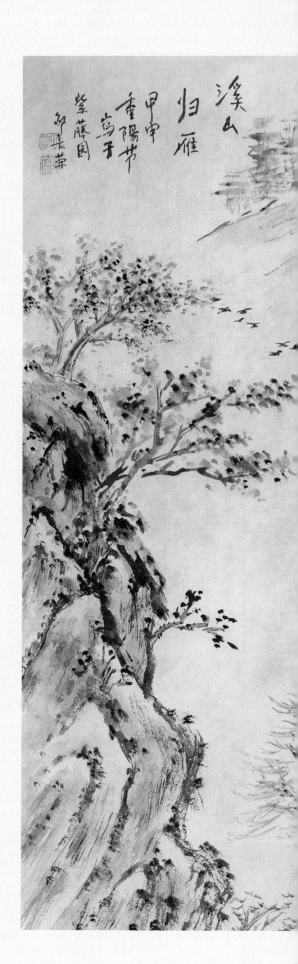

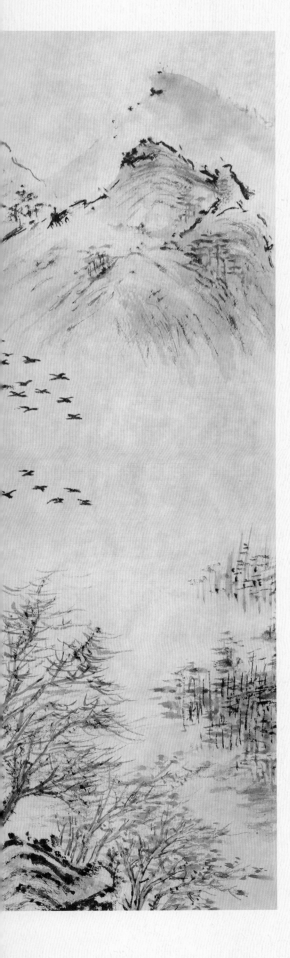

specimen room, and the Party History and School Chronicle Editing Office were merged in October 2003 to form the Shanghai Museum of Traditional Chinese Medicine. The Shanghai Museum of TCM houses over 14,000 TCM artifacts from the Neolithic period to modern times, with over 1,600 items displayed, including cultural relics, literature, and herbal specimens. Among these, paintings and calligraphy artifacts stand out with their unique artistic forms and rich medical and cultural connotations, becoming a highlight of the museum's collection.

The book *Essential Cultural Relics of Shanghai Museum of Traditional Chinese Medicine (Medical History Museum of Chinese Medical Association): Painting and Calligraphy* systematically organizes and deeply researches the museum's painting and calligraphy artifacts. Through a richly illustrated approach, it vividly showcases the historical background, medical connotations, and artistic value of these precious works. These pieces not only reflect the development trajectory of TCM history but also serve as primary sources for understanding the lives and academic thoughts of renowned physicians and scholars. The works demonstrate the high artistic and literary attainments of these medical practitioners, revealing their meticulous scholarly spirit. By interpreting and appreciating these paintings and calligraphy works, readers can gain a deep understanding of the rich connotations of TCM culture and appreciate the splendid display of traditional Chinese painting and calligraphy, thereby experiencing the beauty of the fusion between TCM culture and the arts. Culture nurtures and influences people subtly. As a key venue for showcasing the history and culture of TCM, the museum carries the mission of inheriting and promoting TCM culture. President Xi Jinping emphasized, "We must bring more cultural relics and heritage to life and create a strong social atmosphere for inheriting Chinese civilization." The publication of this book is a vivid practice of "bringing cultural relics to life".

The compilation of this book has greatly benefited from the professional guidance and selfless assistance of experts including Lu Wenyao, Xu Rongjuan, Guo Tianling, Zhao Shian and Gu Chenjie. We hereby express our heartfelt gratitude to them.

海上杏博

上海中医药博物馆 中华医学会医史博物馆精品文物撷英 · 书画分册

二、书法类

目录 DIRECTORY

上海中医药博物馆 中华医学会医史博物馆精品文物撷英·书画分册

三、拓片类

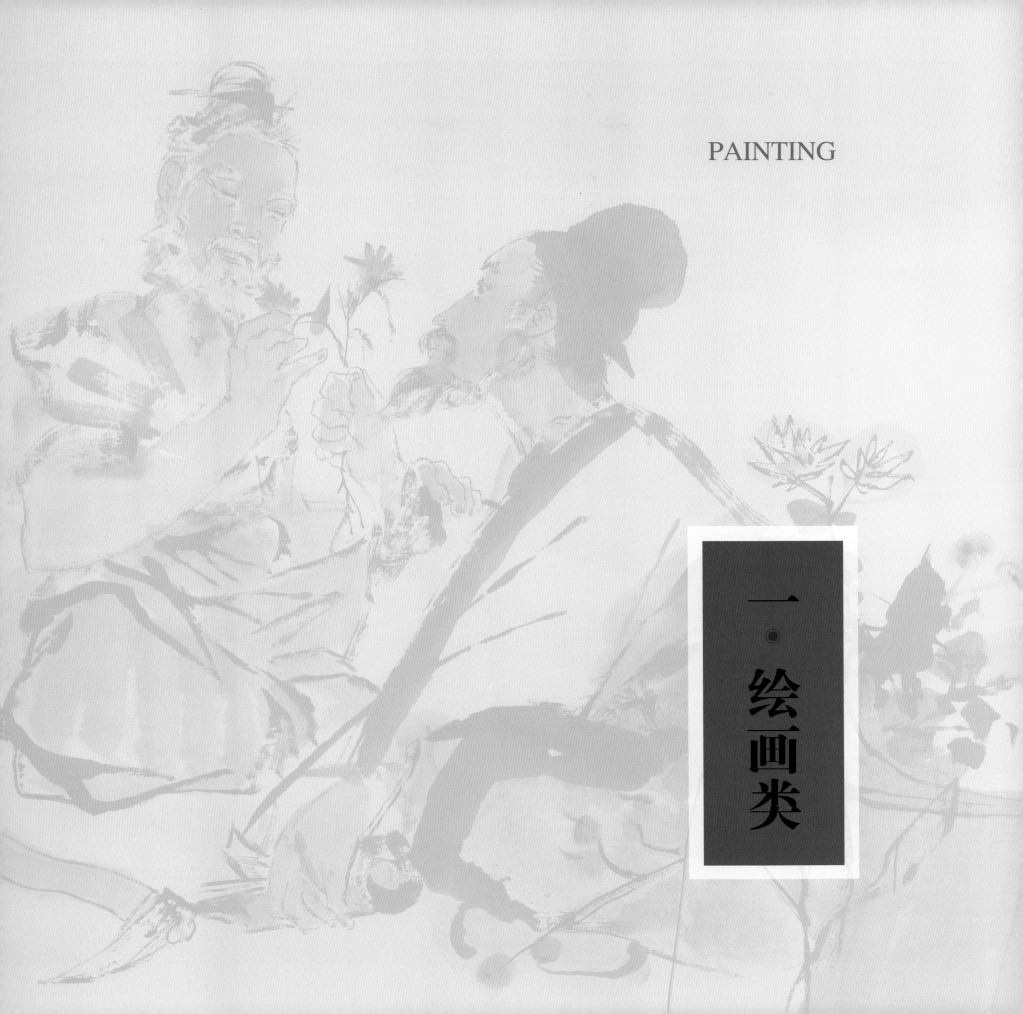

PAINTING

一·绘画类

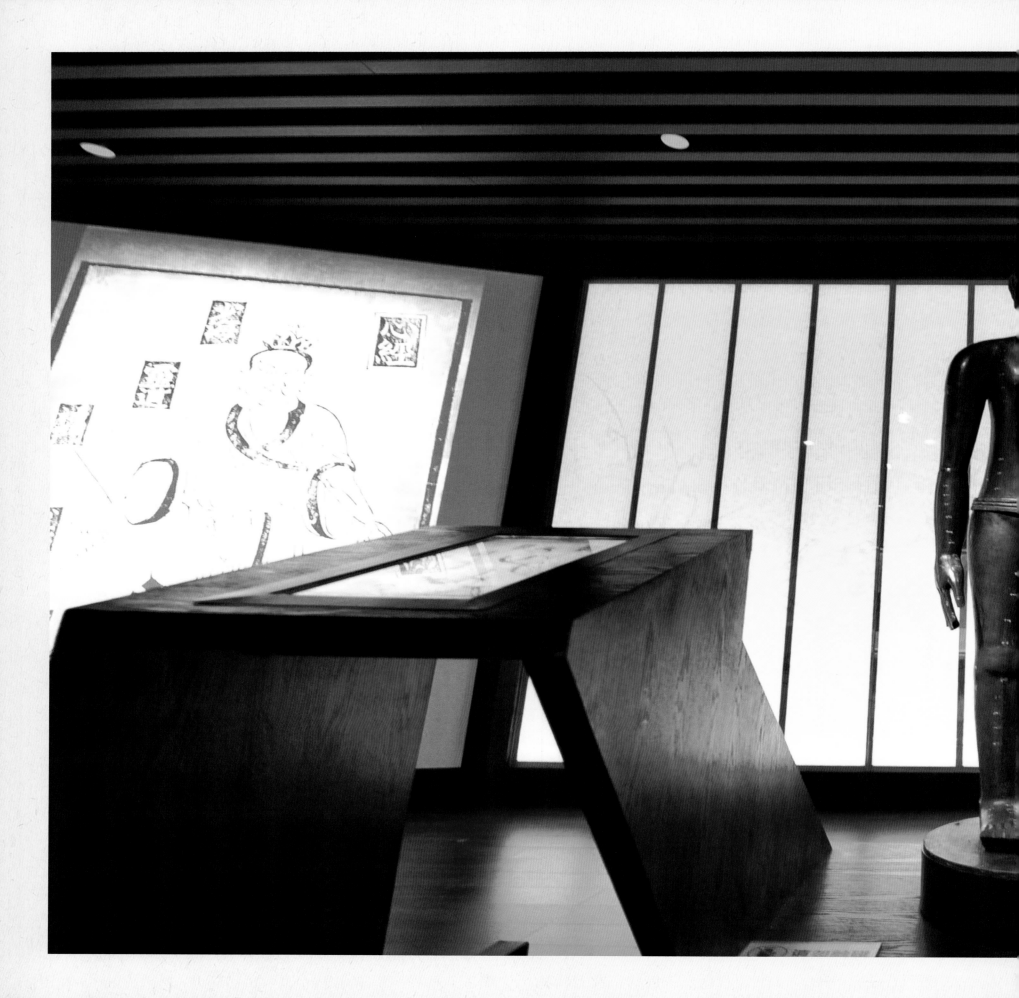

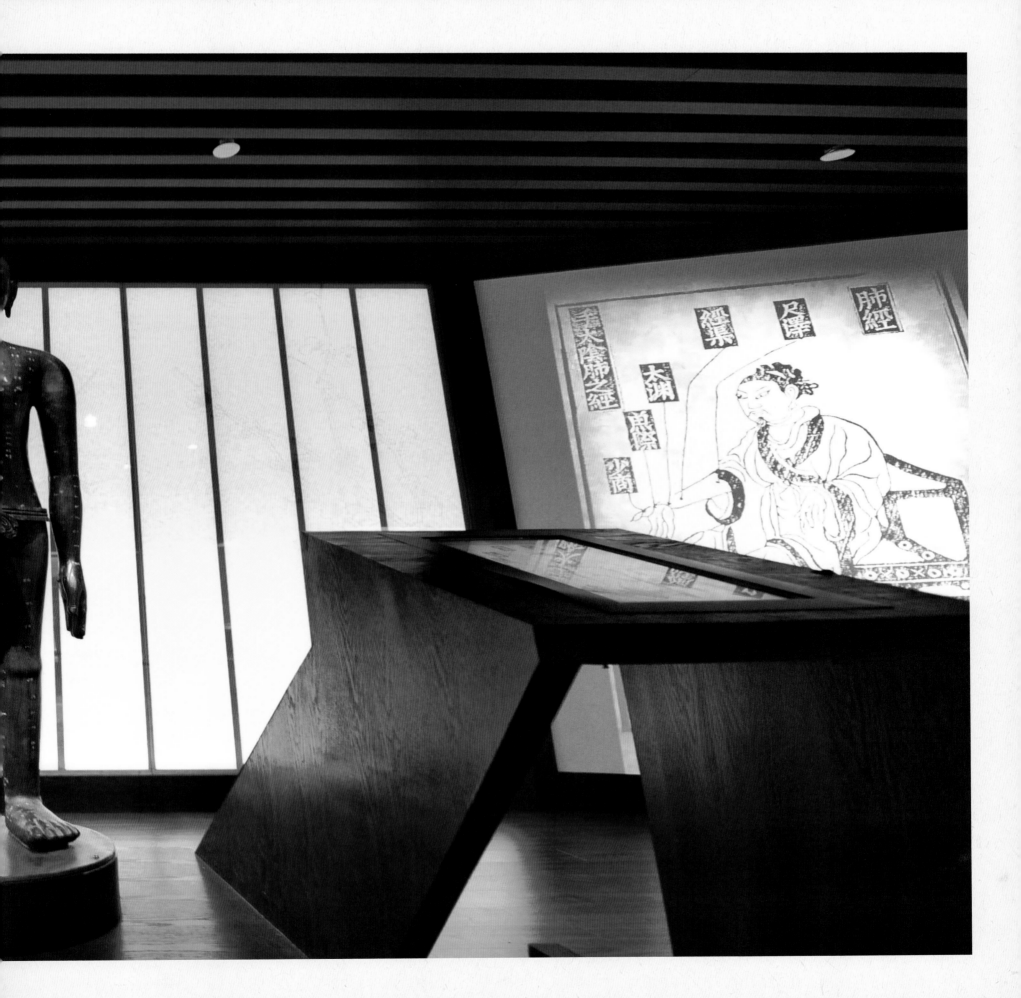

医家画像
MEDICAL IMAGE

1

闵彤章 · 朱侣云画像

- 纸本 立轴
- 年代：清代
- 款识：癸酉春初侣云自题等
- 说明：作品为清代道光、咸丰、同治年间医家朱侣云的画像，表现了朱氏"飘然笠屐隐闲身""不为良相作良医"的儒医风范。作品留白处题诗八首，诗中盛赞其医术德行。
- 作者：闵彤章，生平不详。
- 尺寸：97 cm × 53.5 cm

Portrait of Zhu Lyuyun by Min Tongzhang
Paper, hanging scroll
The Qing Dynasty

A portrait depicting a TCM physician Zhu Lyuyun in the Qing Dynasty, reflecting his qualities as a hermit and a Confucian physician.

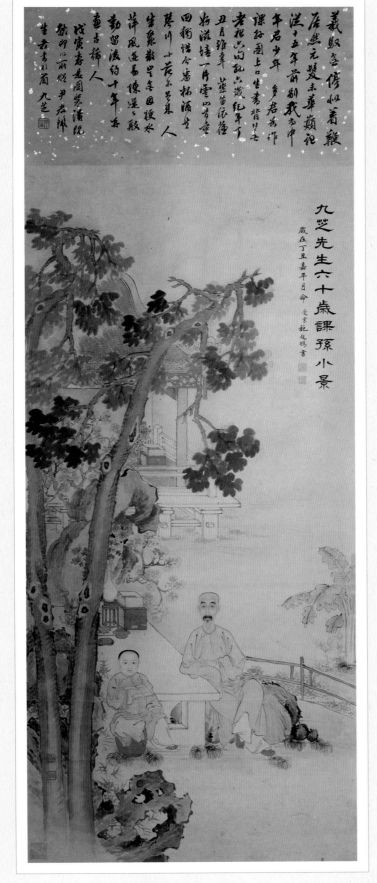

2

施起鹏·九芝先生六十岁课孙小景图

- 纸本 立轴
- 年代：清光绪三年（1877 年）
- 款识：九芝先生六十岁课孙小景。岁在丁丑嘉平月命，受业施起鹏书。眉题"羲驭无停似着鞭，居然元发未华巅。记从十五年前别，我尚中年君少年。多君为作课孙图，上口坐书背心春，老祖六旬孙六岁。纪年丁丑月维辜，药苗依旧好滋培，一片云山昔重回，独惜今番杯酒无。琴川小范不曾来，人生聚散是无因。梗水萍风迹易陈，还还殷劝留后约，十年再画古稀人。戊寅春，是图装潢既就。即以所赠尹君珮。生者书于眉。九芝"。
- 钤印：九芝等
- 说明：作品所绘的是清代著名医家陆九芝 60 岁时给孙子授课的场景。九芝先生指陆懋修（1818—1886 年），九芝为其字，又名勉旃，号江左下工，又号林屋山人，江苏元和（今江苏苏州）人，清代后期著名医家。其著有医学著作 6 种，重订医书 4 种，合为《世补斋医书》前后集。陆懋修学宗《内经》《伤寒论》，更承家学，并得王朴庄之真传。
- 作者：施起鹏，生平不详。
- 尺寸：130 cm × 50 cm

Portrait of Mr. Jiuzhi at the at the age of sixty teaching his grandson by Shi Qipeng

Paper, hanging scroll

The 3rd year of Guangxu Reign of the Qing Dynasty (1877)

An artwork depicting the 60-year-old TCM physician Lu Jiuzhi (1818—1886) teaching his grandson.

3

骆桂生·吴尚先画像

- 纸本 立轴
- 年代：清光绪四年（1878 年）
- 款识：潜玉居士七十三岁小像。光绪四年十月自题于净心室：大千世界作如是观云何自在一个蒲团，并识十六字以见志云。

  吴尚先晚年皈依佛教，因此 80 岁生日时在画像左上方又留墨宝："是世界，非世界，既皈佛法即佛世界，南北东西，随处是尘尘刹刹；无子孙，有子孙，苟读吾书皆吾子孙。百千万亿，何时无化化生生。乙酉九月生日复题，时年八十。"吴尚先还在此作品诗堂处自题"静观"二大字，并用小字注云："静坐绝忧恼，观空境逾寂。寒山大士诗也。静观自得，邵子诗也。"

- 钤印：安业私印、耀庭等
- 说明：作品所绘为清代名医吴尚先 73 岁时的形象。

  吴尚先（1806—1886 年），钱塘（今浙江杭州）人，名樽，原名安业，字尚先，又字师机，晚号潜玉居士、潜玉老人。吴尚先被后世尊为"外治之宗"，所著《理瀹骈文》是中国医学史上第一部外治专著。

  此画像捐赠者耿鉴庭（耿氏喉科第六代传人）在画像下方留白处介绍了吴尚先的生平及《理瀹骈文》出版的情况。根据其文章《吴尚先生生遗像题记》得知画像作者是骆桂生，但其生平不详。

- 尺寸：131.5 cm × 60 cm

Portrait of Wu Shangxian by Luo Guisheng

Paper, hanging scroll

The 4th year of Guangxu Reign of the Qing Dynasty (1878)

A portrait depicting the famous Qing Dynasty TCM doctor Wu Shangxian (1806—1886) at the age of 73.

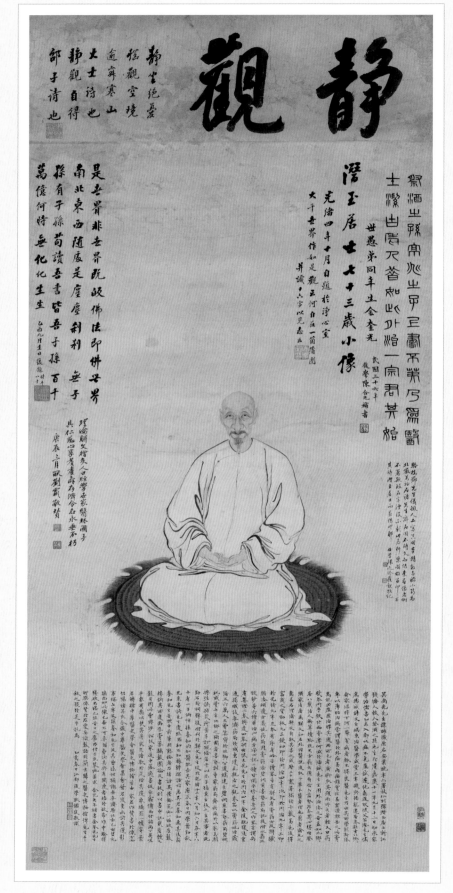

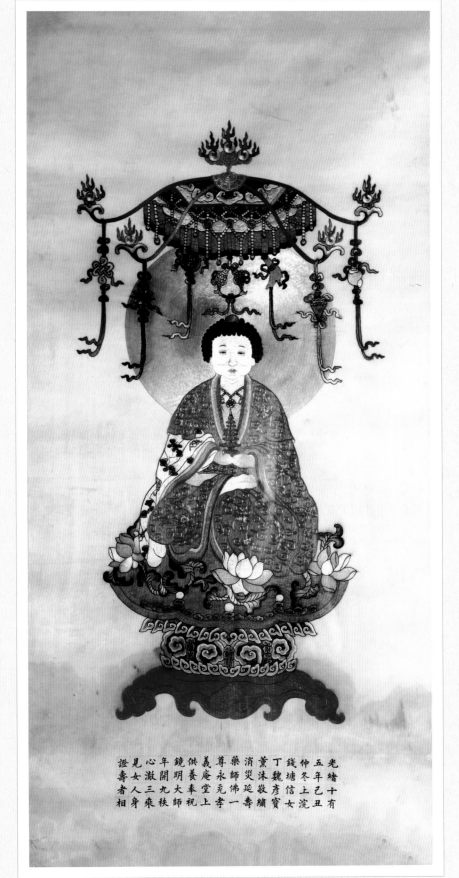

證見心年鏡供義尊藥消薰丁錢仲五光
壽女澈開明養庵師災沐魏塘冬上緒
者人三九大奉永延彥敬信上己十
相身乘秩師祝堂充壽佛信女浣丑有

4

丁魏彦宝 · 药师佛绣像

- 绣品 立轴
- 年代：清光绪十五年（1889 年）
- 款识：光绪十有五年己丑仲冬，上浣钱塘信女丁魏彦宝，薰沐敬绣消灾延寿药师佛一尊，永充孝义庵堂上供养奉，祝镜明大师年开九秩，心澈三乘见女人身证寿者相。
- 说明：作品为药师佛的绣像。药师佛是佛教诸佛之一，全名为药师琉璃光如来，又称药师琉璃光王、大医王佛等。因其是为人医治疾病、解除病苦且令人身心安乐的佛陀，所以在历史上赢得了广泛的信众。
- 作者：丁魏彦宝，生平不详。
- 尺寸：135.2 cm × 64 cm

Portrait of Medicine Buddha by Ding Weiyanbao
Embroidery on Cloth, hanging Scroll
The 15th year of Guangxu Reign of the Qing Dynasty (1889)

An embroidered image of Medicine Buddha in Buddhism.

上海中医药博物馆 中华医学会医史博物馆精品文物撷英·书画分册

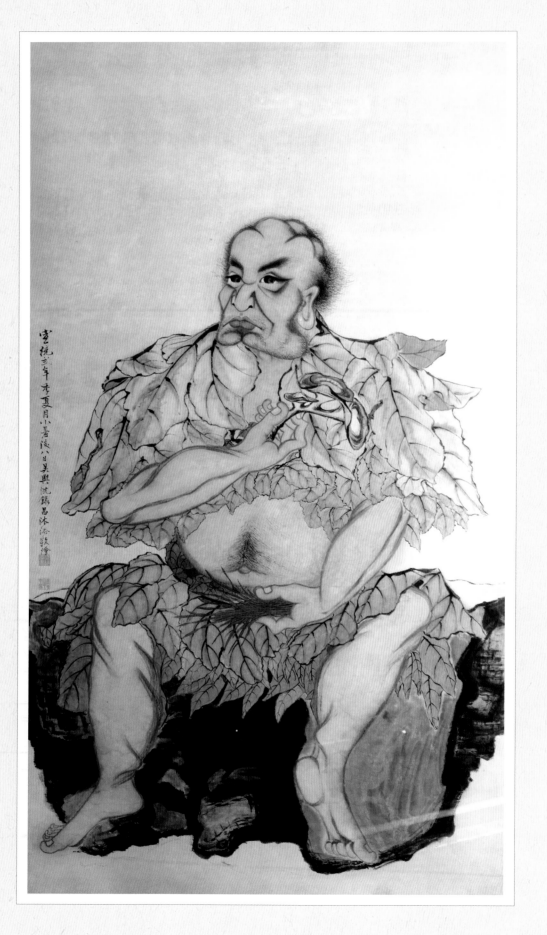

一 * 绘画类

5

沈禄昌·神农画像

- 纸本 立轴
- 年代：清宣统二年（1910年）
- 款识：宣统二年季夏月小暑后八日吴兴沈禄昌沐浴敬绘
- 钤印：沈禄昌书
- 说明：神农又称炎帝，三皇五帝之一。传说他是农业的始祖，制作耒耜，教民耕种。他还是医药的始祖之一，相传神农尝百草"尝一日而遇七十毒，神而化之"，发现药物，教人治病。作品所绘的神农，面部圆润，赤足袒腹，披兽皮，围叶裳，右手举灵芝，左手持草药。
- 作者：沈禄昌，生平不详。
- 尺寸：175 cm × 93 cm

Portrait of Shengnong by Shen Luchang
Paper, hanging scroll
The 2ⁿᵈ year of Xuantong Reign of the Qing Dynasty (1910)

A portrait depicting Shennong, the legendary "Divine Farmer" considered one of the founders of traditional Chinese medicine.

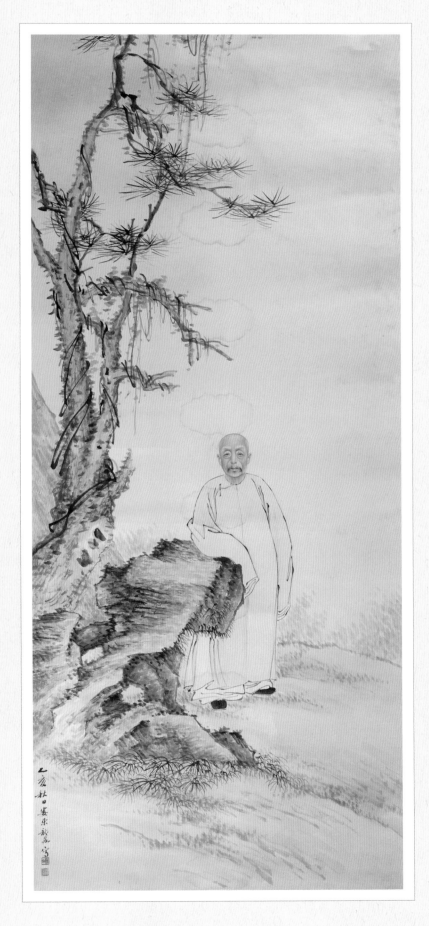

6

楼龙如 · 徐杏圃画像

- 纸本 立轴
- 年代：1935 年
- 款识：乙亥秋日娄东龙如写
- 钤印：龙如、楼襄
- 说明：作品为清末儿科医家徐杏圃画像。徐杏圃以善治小儿病而闻名，为徐氏儿科创始人，子小圃，孙伯远、仲才，均克绍箕裘、能传衣钵；弟子王玉润、朱瑞群、江育仁等亦江浙沪中医儿科大家。"徐氏儿科疗法"入选第五批上海市非物质文化遗产代表性项目名录。
- 作者：楼龙如（生卒年不详），又名襄，东仓人，民国浙江温州著名画家，善山水，师法娄东派，兼擅人物花鸟。
- 尺寸：126 cm × 53 cm

Portrait of Xu Xing pu by Lou longru
Paper, hanging scroll
1935

A portrait depicting the famous TCM doctor Xu Xing pu in the Qing Dynasty.

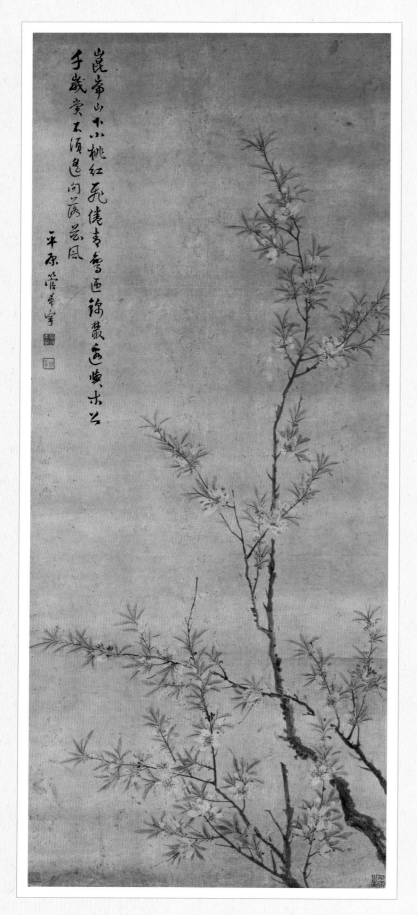

1

管希宁 · 桃花图

- 纸本 立轴
- 年代：清代
- 款识：昆仑山下小桃红，飞倦青鸾迎锦丛，邀与木公千岁赏，不须遥问落花风。平原管希宁。
- 钤印：平原生、管希宁印、幼孚
- 说明：作品以桃花入画，以胭脂色淡淡晕染，显出其千娇百媚的姿容。
- 作者：管希宁（1712—1785 年），江都（今江苏扬州）人，字幼孚，号平原生，又号金牛山人，清代中期画家，以画山水名世，也能绘人物、花卉；擅长医术，知名于时，著有《懦斋书集》《金牛山人印谱》。
- 尺寸：124 cm × 50 cm

Peach Blossom Painting by Guan Xining (1712—1785)
Paper, hanging scroll
The Qing Dynasty

A painting depicting the delicate and graceful peach blossoms by Guan Xining, a Qing Dynasty physician and artist.

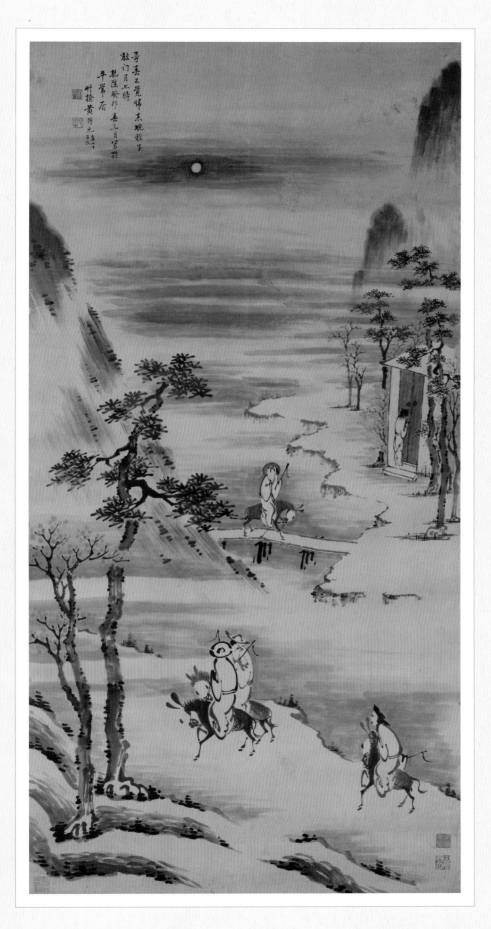

上海中医药博物馆 中华医学会医史博物馆精品文物撷英 · 书画分册

2

黄叔元·山水图

- 纸本 立轴
- 年代：清乾隆四十八年（1783 年）
- 款识：寻春不觉归来晚，稚子敲门月上时。乾隆癸卯春三月写于平常居。草桥黄叔元年七十有九。
- 钤印：云山等
- 说明：作品展现了傍晚时分，人们骑驴踏春归来的情景。
- 作者：黄叔元（生卒年不详），字云山，号草桥，清长洲（今属江苏苏州）人；精医术，以儿科知名；精绘画，尤擅画驴。
- 尺寸：130 cm × 60 cm

Landscape Painting by Huang Shuyuan
Paper, hanging scroll
The 48th year of Qianlong Reign of the Qing Dynasty (1783)

A painting depicting the scene of people returning from a spring outing on donkey's at dusk by Huang Suyuan, a pediatrician of the Qing Dynasty.

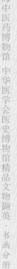

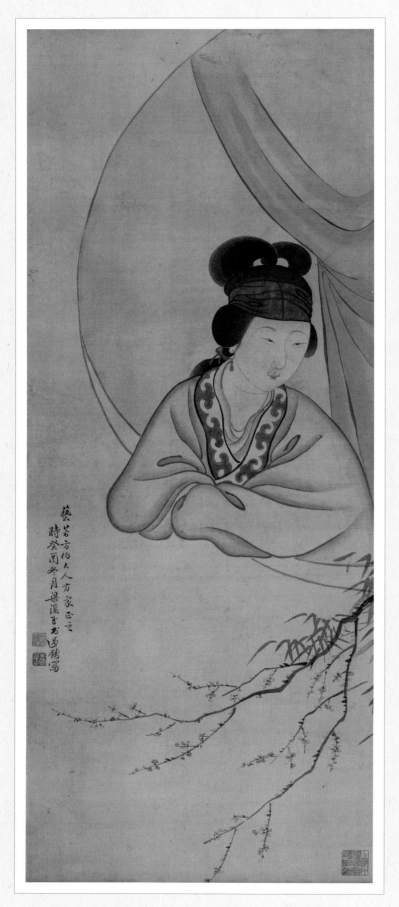

3

过铸·仕女图

- 绢本 立轴
- 年代：清同治十二年（1873 年）
- 款识：艺芳方伯大人方家正之，时癸酉冬月梁溪玉书过铸写。
- 钤印：原名麟等
- 说明：作品描绘一位云鬟高髻的仕女端坐凝视。
- 作者：过铸（1839—? 年），字玉书，常州（今属江苏）人，幼年学习内科；因手指患疔疮，乃搜求治疗秘方，博考古籍，并自治而愈，于是专事外科；尝与名医马培之研讨医理；因感治疗疮诸证最险，而治方多略而未备，故取平日经验诸方，撰成《治疗汇要》3 卷；又以外科经验诸方及临证治验，辑为《外科一得录》3 卷；另著《喉痧至论》《过氏医案》（又名《近诊医案》）。
- 尺寸：80 cm × 31.5 cm

Portrait of a Court Lady by Guo Zhu (1839—?)
Silk, hanging Scroll
The 12th year of Tongzhi Reign of the Qing Dynasty (1873)

A painting by Guo Zhu, a TCM surgeon from the Qing Dynasty, depicting a court lady with cloud-like hair and a high bun.

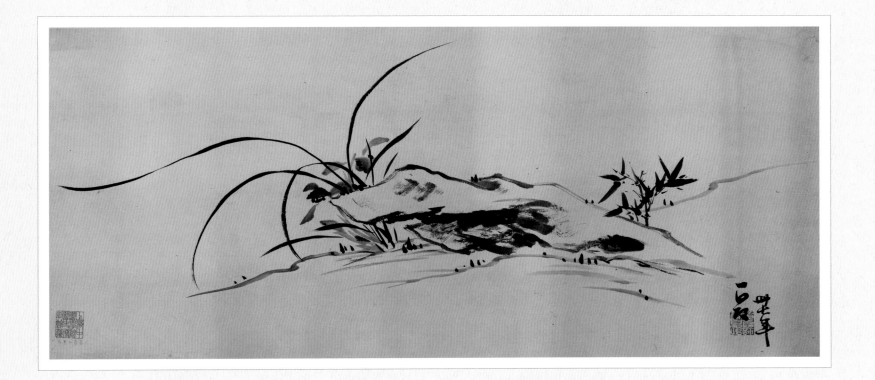

4

黄日骧·墨兰图

- 纸本 镜片
- 钤印：上海中医学院医史博物馆藏
- 年代：近代
- 说明：作品为近现代医师黄日骧所绘的墨兰图。
- 作者：黄日骧（1898—1990 年），九三学社社员，国立北京医学专门学校（北京医科大学前身）毕业，任上海同德医院住院医师，后自行开业；1952 年 12 月任无锡华东干部疗养院主治医师；1953 年起先后任上海华东医务生活社、人民卫生出版社编辑；一生编辑书稿 50 余部、2 000 余万字，其中有《实用内科学》《鉴别诊断学》《结核病学》《临床心电图学》《内科手册》等。
- 尺寸：67 cm × 29.8 cm

Orchid Painting by Huang Rixiang (1898—1990)
Paper, imply mounted with a piece of Xuan Paper on the back
Modern times

An ink painting of orchids by the modern physician Huang Rixiang.

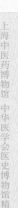

5

梁俊青·花鸟画

- 纸本 立轴
- 年代：近代
- 款识：尺鹦栖一枝，粒粟俄已饱。却笑垂天鹏，饥飞何时了。俊青写、子丞题。
- 钤印：双青楼、俊青、子丞等
- 说明：作品为近代医家、画家梁俊青所绘的花鸟。
- 作者：梁俊青（1904—？年），与其妻吴曼青共号双青楼主，广东梅县人；幼习西画，后离家赴上海学医，又偕妻共赴德国入汉堡大学深造，回沪后悬壶济世；抗战期间，研习国画，尤长花鸟；曾任《上海医学》副刊主编。

  沈子丞（1904—1996年），原名德坚，别名之淳，号听蛙翁，浙江嘉兴人；早年就职于上海中华书局，任编辑所图画部主任；1949年后曾任中共一大纪念馆副馆长；擅长人物、山水，笔墨静雅，气格清和；书法学钟繇，体势在隶楷之间，奇崛而有灵气；曾为上海市文史研究馆馆员、上海中国画院画师；出版有《历代论画名著汇编》《沈子丞书画集》等。

- 尺寸：66.3 cm × 25.6 cm

Flower and Bird Painting by Liang Junqing (1904—?)

Paper, hanging scroll

Modern times

A painting of flowers and birds by Liang Junqing, a modern TCM physician and artist.

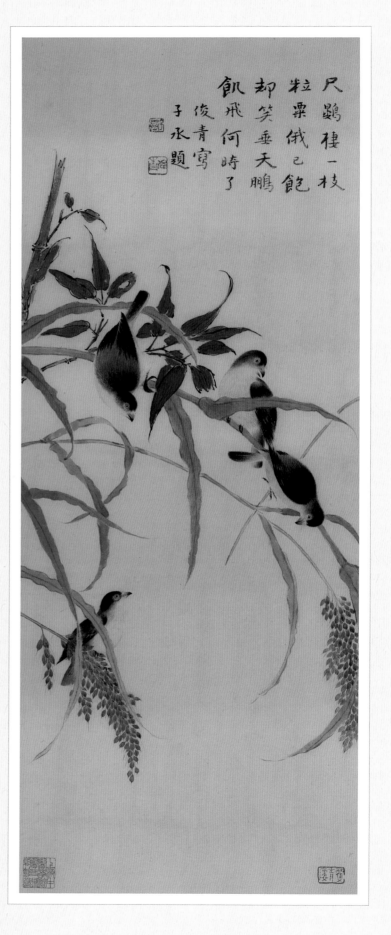

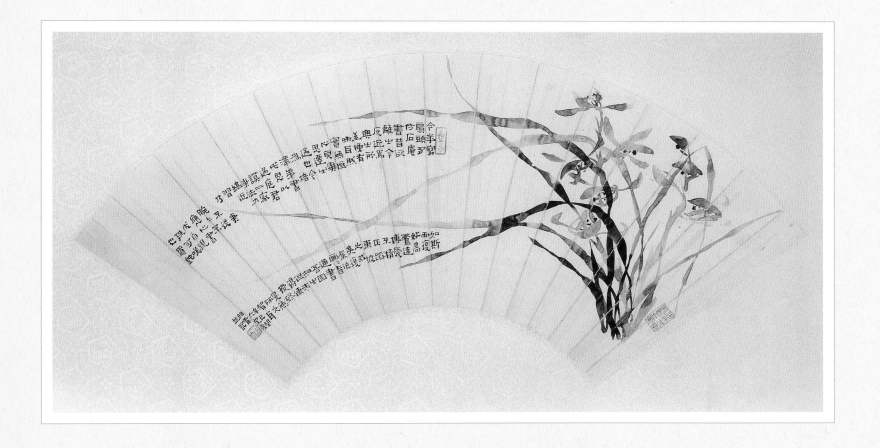

6

程门雪·墨兰扇面

- 纸本 镜片
- 年代：1941 年
- 款识：培泽仁弟雅属，门雪。
- 钤印：壶公、程门雪、何氏二十八世医藏等
- 说明：墨兰扇面系程门雪所绘并题诗赠予门生徐培泽以勉励他钻研学问。
- 作者：程门雪（1902—1972 年），名振辉，号九如、壶公，江西婺源人，师从名医
  汪莲石、丁甘仁；上海中医学院（现上海中医药大学）首任院长，近现代中医名家；
  著有《金匮篇解》《程门雪医案》等；多才多艺，诊余喜吟诗作画，精于书法，善
  于篆刻。
- 尺寸：50 cm × 18 cm

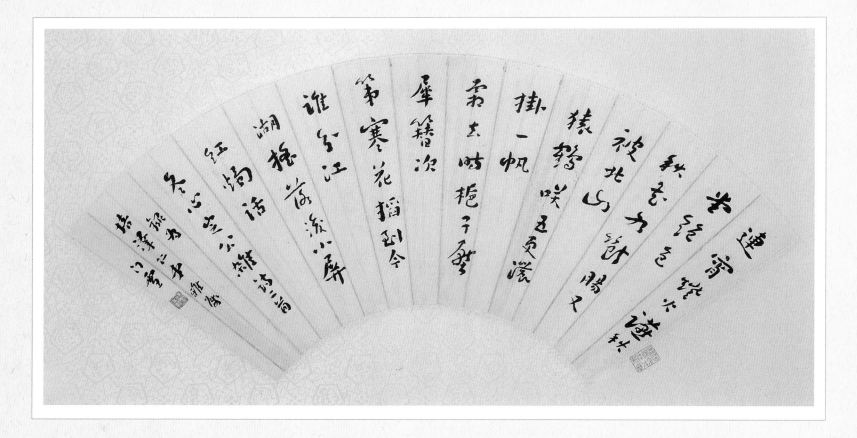

Fan Painting of Orchids painted by Chen Menxue (1902—1972)

Paper, simply mounted with a piece of Xuan paper on the back

1941

A fan with the ink painting of orchids painted by Chen Menxue, a famous TCM doctor and the first president of Shanghai University of Traditional Chinese Medicine.

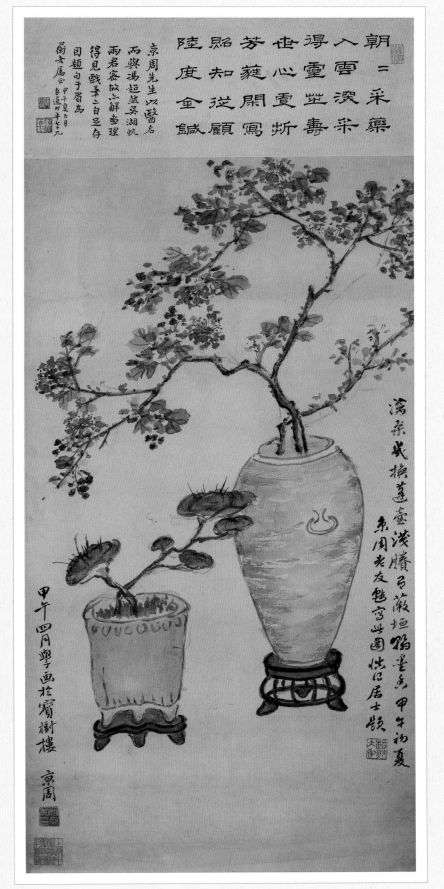

7

庞国镐·灵芝图

- 纸本 立轴
- 年代：1954 年
- 款识：甲午四月学画于宝树楼，京周。题眉："朝朝采药入云深，采得灵芝寿世心。更折芳蕤闲写照，知从顾陆度金针。京周先生以医名，而与冯超然、吴湖帆两君密，故亦鲜画理，得见戏笔，亦自足存，因题句于眉，为蘅老属正。甲午夏五月存道，时年七十九"。
- 钤印：上海中医学院医史博物馆藏等
- 说明：此为医家庞京周所绘灵芝和花卉图。
- 作者：庞国镐（1897—1966 年），字京周，江苏吴江人，出生于书香世家；1921 年从同济医工专门学校毕业后在上海行医，1935 年赴德国深造获医学博士学位；曾任上海同德医学院院长、上海医师公会副主席、中国红十字会总会秘书长、中华全国医师联合会常务委员；著有《抗战与救护工作》《上海市近十年来医药鸟瞰》。
- 尺寸：74 cm × 33 cm

Lin Zhi Painting by Pang Guogao (1897—1966)
Paper, hanging scroll
1954

A painting depicting Lin Zhi (*Ganderma*) and flowers by Pang Guogao (courtesy name Pang Jingzhou).

8

宋大仁、李丁陇·李时珍静海寺审药归来图

- 纸本 横轴

- 年代：1955 年

- 款识：李时珍静海寺审药归来图，为南京中医药展览会写，公元一九五五年五月，海煦、丁陇合作。

- 钤印：李丁陇印等

- 说明：此画作为宋大仁与李丁陇合作所绘明代医药学家李时珍在南京静海寺研究外来药物后归来的情景。

  李时珍（1518—1593 年），字东璧，晚年号濒湖山人，蕲州（今湖北黄冈市蕲春县）人。李时珍曾参考历代有关医药及其他学术书籍八百余种，结合自身经验和调查研究，历时二十七年编成《本草纲目》一书，是我国明代药物学的综合性巨著。他对脉学及奇经八脉也有研究，著述有《濒湖脉学》《奇经八脉考》等。

- 作者：宋大仁（1907—1985 年），曾名泽，别号医林怪杰、海煦楼主，广东中山人，我国近现代著名医史学家、书画家、文博家。早年他师从澳门名医郑昭然，后赴上海中医专门学校及上海东南医学院学习中西医，潜心研究医史，不断搜集医史文物。另外，他师从画家吴松寿，将其医史研究融入书画创作中，代表作为《中国医药八杰图》。

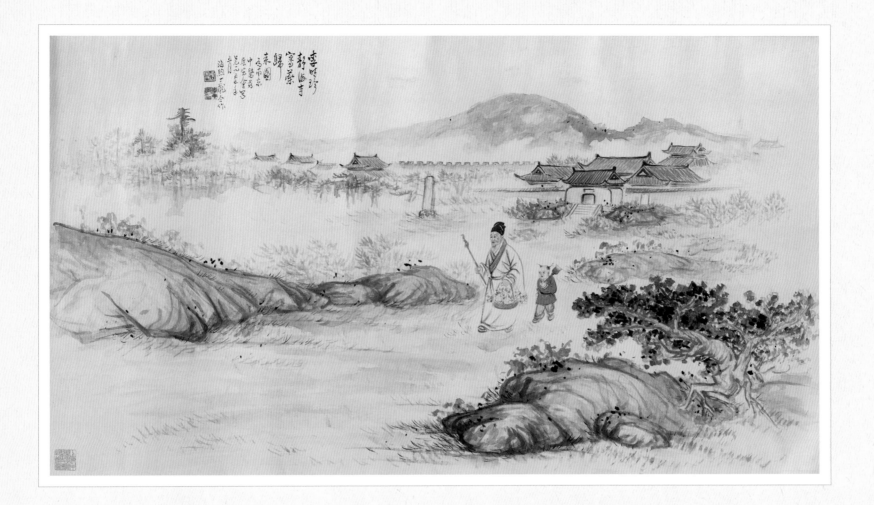

南京狮子山下，兴中门外的静海寺和天妃宫是明代郑和下南洋以后被任命做南京守备太监时所建造的，也是仰仗休若宝所。我们大家知道三保太监下西洋（按所谓西洋指印度洋而言，东印今之南洋各地）是明初的盛事。郑和於永乐、宣德年间，俊西洋等……

李丁陇（1905—1999 年），原名李玉声，河南新蔡人，先后在中原艺术学校、上海新华艺术专科学校、上海美术专科学校学习，擅诗、书画、印，尤擅绘长卷画。1937 年，李丁陇曾只身前往敦煌，临摹出著名的《极乐世界图》。中华人民共和国成立后，李丁陇专心从事书画教学，先后任上海学院、上海商专和上海师范学院教授，培养了一批书画人。其代表作有《双百图》《和平世界图》等。

• 尺寸：84.7 cm × 68 cm

*Painting of Lishizhen Returning from Medicinal Inspection at Jinghai Templ*e by Song Daren (1907—1985) and Li Dinglong (1905—1999)
Paper, hanging scroll
1955

A painting depicting the scene of Ming Dynasty pharmacologist Li Shizhen returning from Jinghai Temple in Nanjing after studying exotic medicinal herbs.

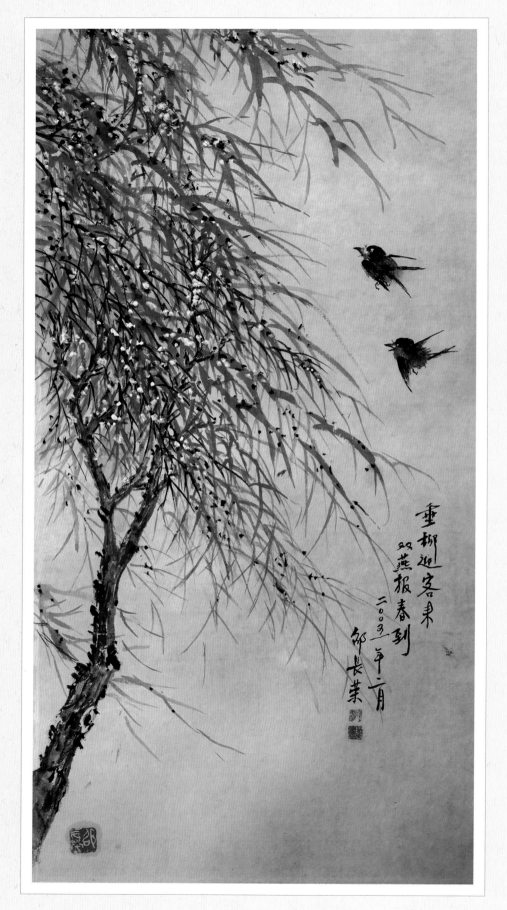

9

邵长荣·四季图

- 纸本 四条屏
- 年代：2004 —2005 年
- 款识：垂柳迎客来，双燕报春到。二〇〇五年二月邵长荣

  葡萄丰盈，养胃生津。绘于甲申年敬老节邵长荣

  枇杷金黄，润肺化痰。一〇〇五年二月邵长荣（注：一〇〇五年有误，应为 2005 年）

  溪山归燕。甲申重阳节写于紫藤阁邵长荣
- 钤印：长荣等
- 说明：此组作品为邵长荣所绘的春夏秋冬四季图。
- 作者：邵长荣（1925—2013 年），浙江慈溪人；上海中医药大学附属龙华医院教授、主任医师；上海市首届名中医，上海市第一批名老中医学术经验继承班指导老师，第二批全国老中医药专家学术经验继承工作指导老师；从医 60 年，先后研制出"芩部丹""三草片""川芎平喘合剂""三桑肾气汤""平咳化痰合剂"等治疗肺结核、哮喘、慢性支气管炎、肺气肿的系列中成药。
- 尺寸：65 cm × 33 cm

Paintings of Four Seasons Painting by Shao Changrong (1925—2013)
Paper, hanging scroll
2004—2005

Paintings depicting willows and swallows in spring, grapes in summer, loquats in autumn, and swallows returning home in mountains in winter.

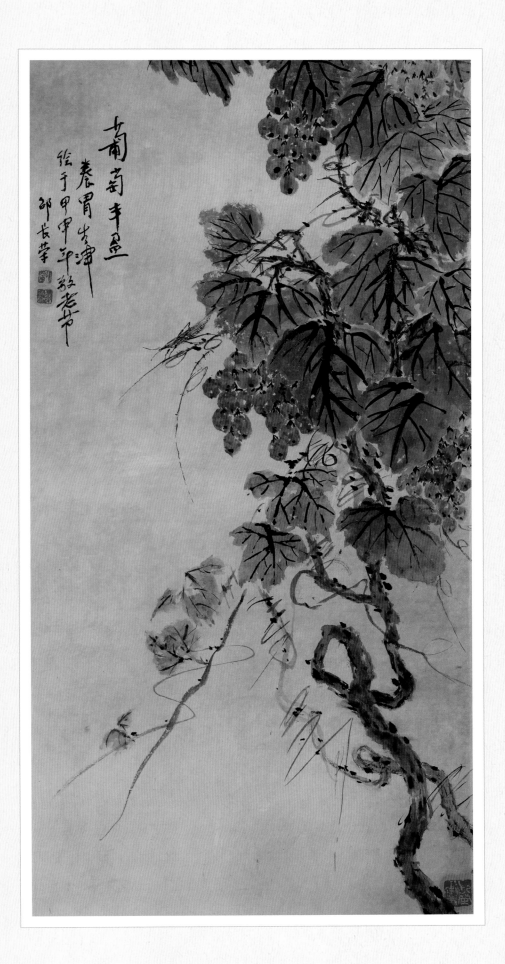

海上杏博

上海中医药博物馆 中华医学会医史博物馆精品文物撷英 · 书画分册

一·绘画类

上海中医药博物馆 中华医学会医史博物馆精品文物撷英·书画分册

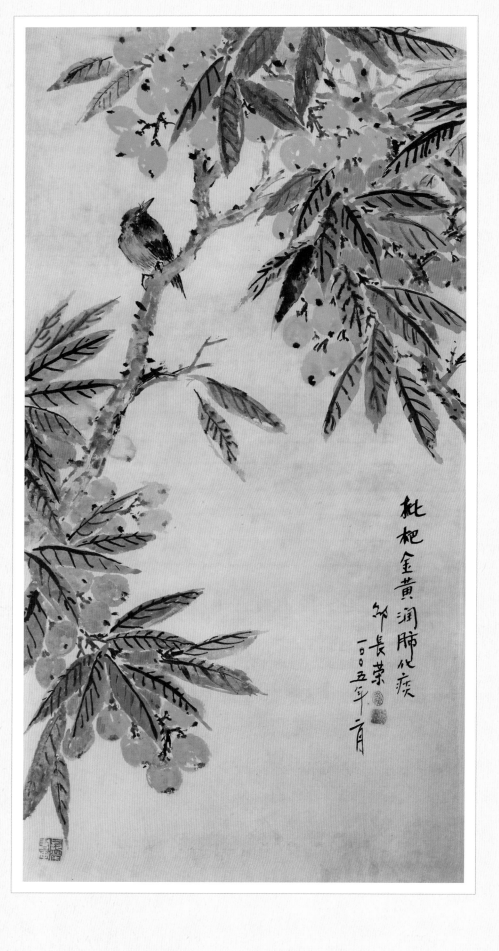

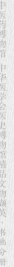

海上杏博

上海中医药博物馆 中华医学会医史博物馆精品文物撷英·书画分册

一·绘画类

海上杏博

上海中医药博物馆 中华医学会医史博物馆精品文物撷英·书画分册

一·绘画类

1

纯阳炼丹图

- 绢本 立轴
- 年代：明代
- 说明：作品描绘了吕纯阳在终南山修道炼丹的情景。吕纯阳，字洞宾，是民间传说中的八仙之一，后为道教所信奉，被全真道尊为北五祖之一，通称"吕祖"。他原为唐末道士，名岩，号纯阳子，自称回道人。
- 作者：不详。
- 尺寸：81 cm×41 cm

Painting of Lyu Chunyang's Alchemical Scene
Silk, hanging scroll
The Ming Dynasty

A painting portraying the scene of Lyu Chunyang (named Lyu Dongbin after he became one of the Eight Immortals), the patriarch of the Quanzhen Taoist school, practicing Taoist cultivation and alchemy on Zhongnan Mountain.

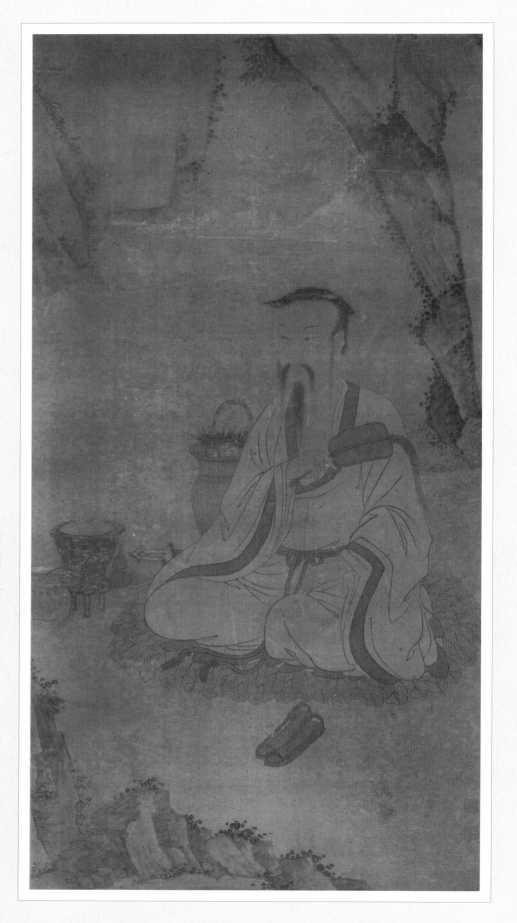

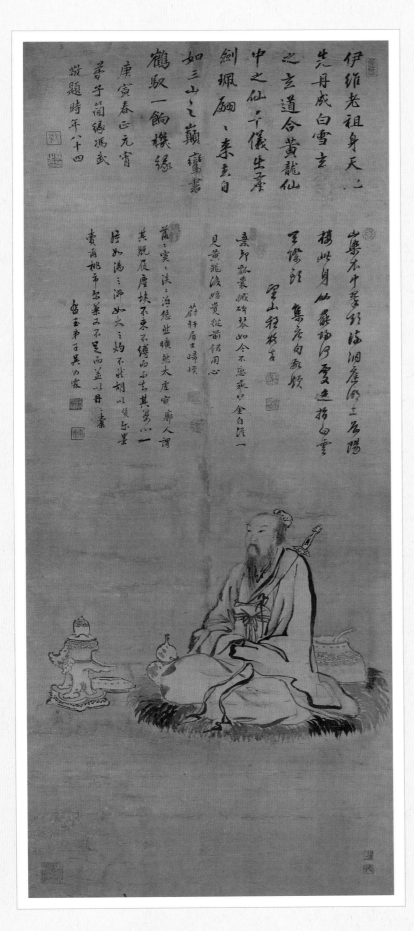

2

蔡嘉 · 纯阳炼丹图

- 纸本 立轴
- 年代：清代
- 钤印：蔡嘉、雪堂等
- 说明：作品描绘了八仙之一吕纯阳炼丹情景。
- 作者：蔡嘉（1686—1779 年），字松原，一字岑州，号雪堂，一号旅亭，又号朱方老民，清丹阳（今属江苏）人，长年寓居扬州；工诗文，善画花鸟、山石，尤善青绿山水，盛名于乾隆时期。
- 尺寸：96 cm × 40 cm

Painting of Lyu Chunyang's Alchemical Scene by Cai Jia

Paper, hanging scroll

The Qing Dynasty

A painting depicting the alchemical scene of one of the Eight Immortals, Lyu Dongbin (courtesy name Lyu Chunyang).

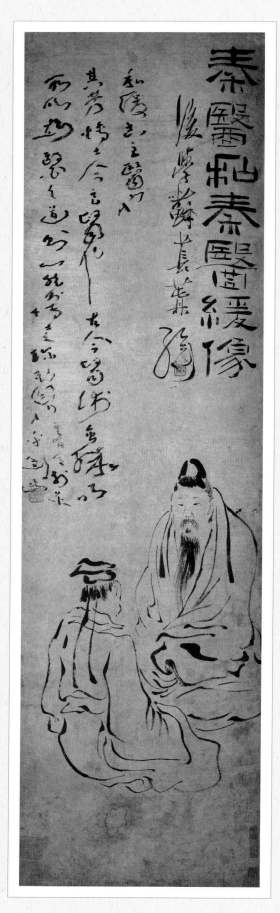

3

苏长春·秦医和秦医缓像

- 纸本 立轴
- 年代：清代
- 款识：右上方题识"秦医和秦医缓像，后学苏苌春绘"。左上方为近现代岭南画派大师高剑父题跋"和缓古良医也，其芳博士今良医也，古今医术虽殊，而所以为医之道则一，然则博士之珍斯图也，其有意于是乎"。
- 钤印：番禺高仑等
- 说明：作品所绘为春秋时期秦国名医和、缓相对而坐，讨论医学的场景。这表明春秋时期专职医生的出现。
- 作者：苏长春（1814—约1850年），一作苏苌春，字仁山，别号岭南道人、杏檀居士，别署教圃，清顺德（今属广东省）人，岭南派画家；画风偏重写意，逸笔草草，却能表达出人物的精神特征；工山水、人物，兼写花卉，用笔构图自成一家，古朴高逸，有金石味。

  高剑父（1879—1951年），原名仑，号爵廷。番禺（今属广东广州）人。岭南画派创始人之一。
- 尺寸：134 cm × 34 cm

Portrait or Doctor He and Doctor Huan in the Spring and Autumn Period by Su Changchun (1814—1850)
Paper, hanging scroll
The Qing Dynasty

A painting depicting renowned physicians He and Huan from the State of Qin during the Spring and Autumn Period, sitting opposite each other in a relaxed manner, engaging in the discussion about medicine.

4

刘汉章·炼丹图

- 纸本 横轴
- 年代：清道光年间
- 款识：时在道光秋八月，摹于种蕉书屋、三两画、云溪山人、刘汉章画。
- 钤印：学古、崔云、宋大仁、海煦楼主、大仁敬观等
- 说明：作品所绘的是八仙中的张果老与铁拐李坐于丹炉旁，炉上置一鼎正在炼丹的
  情景。画卷左侧有宋大仁题记，介绍中国炼丹术的发展史。
- 作者：刘汉章，生平不详。
- 尺寸：86.5 cm×24 cm

Painting of Alchemical Scene by liu Hanzhang
Paper, horizontal Scroll
Dao Guang Reign of the Qing Dynasty

A painting depicting Zhang Guolao and Tieguai Li, two of the Eight Immortals, sitting by the alchemy furnace and
practicing alchemy.

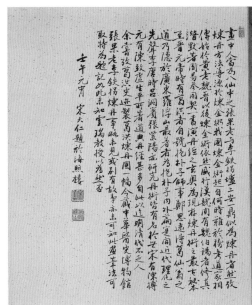
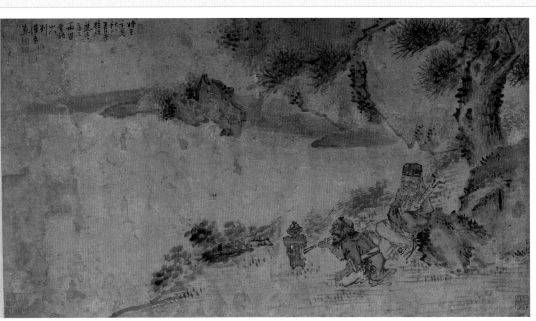

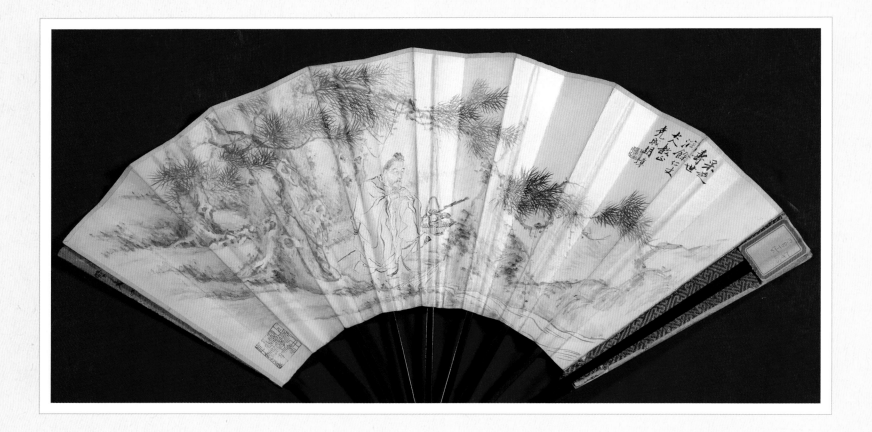

5

胡璋 · 采芝寿世图

- 纸本 成扇
- 年代：清代
- 款识：采芝寿世，润余仁丈大人教正，尧城胡璋。
- 钤印：胡璋等
- 说明：作品所绘为一老翁采摘灵芝于山林间的场景。
- 作者：胡璋（1848—1899 年），字铁梅、寅子，号尧城子，建德梅城（今属浙江杭州）人；清末著名爱国画家，画家胡寅之子；诗词、书法、绘画无所不精，时人以唐代艺苑"郑虔三绝"誉之，尤精于绘画。
- 尺寸：45 cm × 33 cm

Painting on Fan of Gathering Ling Zhi by Hu Zhang (1848—1899)

Paper

Fan, the Qing Dynasty

A paper fan depicting an old man collecting Ling Zhi (*Ganoderma*) in the mountains and forests.

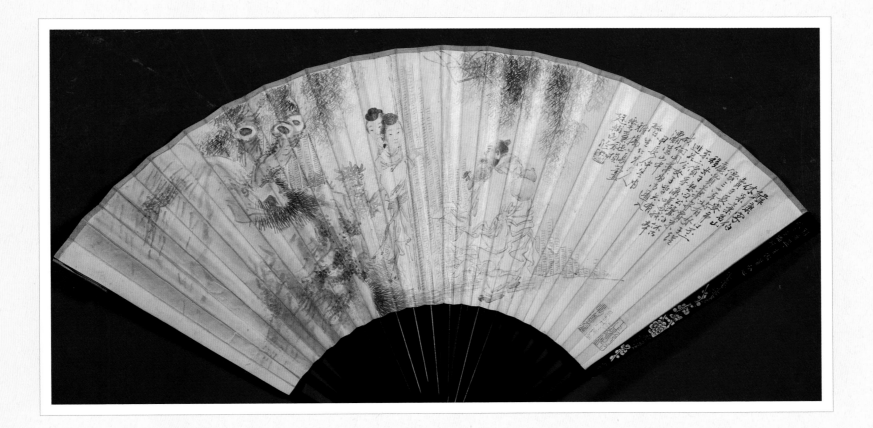

6

施桢·韩康卖药图

- 纸本 成扇
- 年代：清光绪三十年（1904 年）
- 款识：韩康字伯休，京兆霸陵人也。常采药名山，卖于长安市，口不二价，三十余年。时有女子从康买药，康守价不移。女子怒曰：公是韩伯林耶？乃不二价乎？康叹曰：我本欲避名，今小女子皆知有我焉，何用药为？乃遁入霸陵山中。甲辰仲冬为阶生仁兄大人雅属。山长芦花奚施桢廷辅氏作。
- 钤印：桢记
- 说明：作品表现韩康身背药葫芦在长安市卖药情景。《后汉书》卷八十三《逸民列传·韩康》中有韩康卖药的记载。后遂以"韩康"借指隐逸高士，亦泛指采药、卖药者。
- 作者：施桢（1875—1946 年），字廷辅，号定夫，清嘉兴（今属浙江省）人；工绘人物兼花卉；初学钱慧安，后弃钱派面貌，自成一派；又善书法，能诗。
- 尺寸：50 cm × 33 cm

Fan Painting of Han Kang Selling Medicinal Products by Shi Zhen (1875—1946)
Paper, fan
The 30th year of the Guangxu Reign in the Qing Dynasty (1904)

A paper fan depicting Han Kang, an herbalist, selling medicine in the city of Chang'an with a medicinal gourd strapped to his back.

7

葛仙翁移居图

- 纸本 立轴
- 年代：清代
- 说明：作品展现葛仙翁弃官后举家迁往粤中罗浮山炼丹，行走在幽深山径中的场景。葛仙翁，即葛洪（283—363 年），字稚川，号抱朴子，东晋丹阳（今属江苏镇江）人，医学家、炼丹家、道教理论家；少好神仙导养之法，随从郑隐习炼丹术，悉得其传；后师事南海太守鲍玄，传其业，兼习医术，并娶其女鲍姑为妻，留止于罗浮山炼丹。葛洪在中国古代化学和医药学方面具有重要贡献，著《肘后备急方》《抱朴子》存世。
- 作者：不详。
- 尺寸：169 cm × 84.5 cm

Portrait of Celestial Sage Ge Hong (anonymous)
Paper, hanging scroll

A painting depicting Ge Hong, a TCM medical physician, alchemist, and Taoist theorist from the Western Jin Dynasty, resigning from his official position and relocating with his family to Luofu Mountain in Guangdong to practice alchemy. It captures the moments of his wandering through the secluded mountain paths.

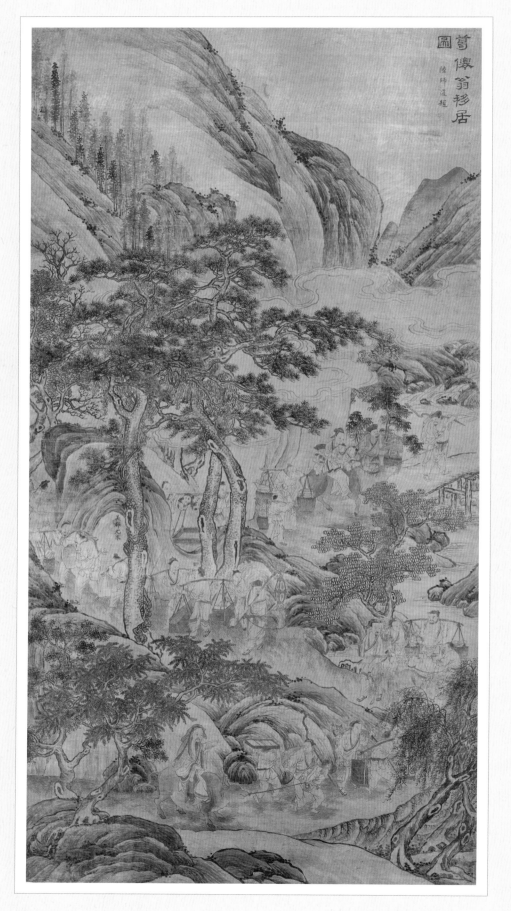

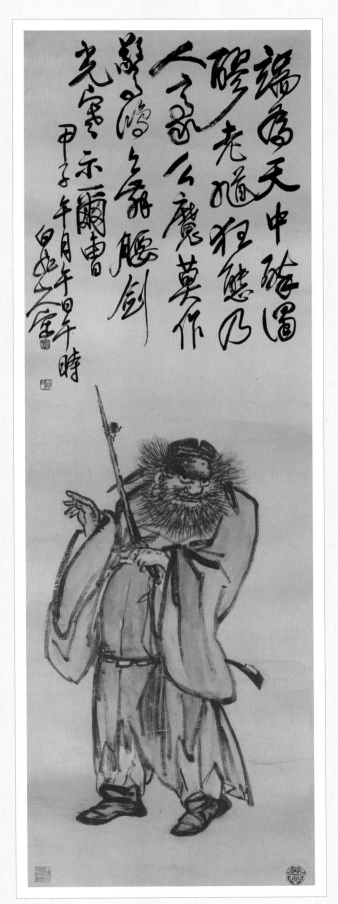

8

王震·钟馗图

- 纸本 立轴
- 年代：1924 年
- 款识：甲子午月午日午时，白龙山人写
- 钤印：王震大利、一亭父、吴兴
- 说明：作品内容为王震绘制的道教神仙"钟馗"。
- 作者：王震（1866—1938 年），字一亭，又署一亭父，号白龙山人、海云楼主、梅花馆主，法名觉器，室名海云楼、芷园、梓园、梅花馆、六三园；祖籍浙江省吴兴（今湖州），生于上海；清末民国时期书画家、实业家、社会活动家；早年学习任伯年画法，中年后拜吴昌硕为师，曾参与发起豫园书画善会；好佛，曾任中国佛教会会长；晚年曾为全国艺术家协会理事，著作有《白龙山人诗稿》《王一亭书画集》等。
- 尺寸：251.5 cm × 61.6 cm

Portrait of Zhong Kui by Wang Zheng (1866—1938)
Paper, hanging scroll
1924

A painting portraying the Taoist deity Zhong Kui.

朱孔阳等·徐灵胎画眉泉图记

- 纸本 立轴
- 年代：1956 年
- 款识：空山人迹稀，荒凉孰延伫。古泉名画眉，梦幻属贤主。泄乳垂天绅，劈石亲操斧。于中结梵庵，福地允千古。我图面目真，神游白云所。嘉庆二年岁在丁巳闰六月上澣奉。榆村先生属画叶逢金并题。

  《画眉泉记》：乾隆辛巳春，奉诏入都，复蒙圣恩，怜其老疾，即放归田。草野余年，靡从报称，欲求深山僻壤，潜息其中，旦夕焚香，祝颂升平，咏歌帝德。访得吴山七子墩之下，有画眉泉者。策杖远寻，披荆负棘，得破屋数椽，墙摧瓦落，泉在屋旁，屋内有碑，剥苔审视，知为国初高僧子山所辟。嗣僧不能整饬，售于土人，土人以其无生息，荒圮益甚。于是酬其价值，稍为修葺，仍以老僧一二人守之，以供洒扫，更筑斗室于泉旁，以为坐卧之所，而后其地可得而游览矣。其泉发源于山半石穴中，山腹窈然中空，泉从穴中涌出，作瀑三折，此为正流。其右有石壁一带，壁高二丈，长则四倍，壁上有隙数处，水从隙出。壁下有石池，水俱汇而归焉。池形如箕，方广三丈，深不满尺，满则泻入涧中。涧水东流，或伏或显，三里而至平地，可溉田十顷。若夫大雨骤注，或连阴数日，则山泉迸发，声若轰雷，近如白龙夭矫，远如缟鹤迥翔。壁上细流纷落，恍若珠帘不卷，玉屑腾霏。即或天日久晴，亦复涓涓不绝，药草长滋，点滴清池，声同编磬。其水则芳甘清洌，不染纤尘。缘此泉离姑苏台只二里，吴王游览于此，尝取水应宫中之用，此泉之所以得名画眉也。其山势则两峰如抱，菁葱相映。面临太湖，水光可挹，客艇渔舟，风帆如织。隔湖远浦，树景参差，一塔中悬，为吴江之境，我室庐在焉，举目可睹也。当夫秋初春晚，日澹风和，鸟语深丛，花香盈室，白云封户，翠霭迷空。胡麻饭后，野菜尝余，细草为茵，高风作幕，樵歌四起，一枕初醒，乃知山中雨露，尽是圣朝膏泽，非慕高隐之名，于此乐饥也。壬午夏日避暑于一粟山房，松陵洄溪道人稿。

- 钤印：灵胎等
- 说明：作品为朱孔阳等复制的清代名医徐灵胎亲手所书《画眉泉记》和叶逢金依文绘制的《画眉泉图》。画眉泉是徐灵胎隐居著书处，仅见于《画眉泉记》和《画眉泉图》中，1958 年中华医学会医史博物馆（现上海中医药博物馆）的朱孔阳等实地寻访，终在苏州城外七子山东"吴山头"找到遗址，故复制画眉泉记和原图以作纪念。

  徐大椿（1693—1771 年），原名大业，字灵胎，晚号洄溪，吴江（今属江苏苏州）人；少业儒，因家人误于庸医，始业岐黄，攻研经典著作，久之，妙悟医理；平生著述甚丰，代表医著有《医学源流论》《神农本草经百种录》《医贯砭》等；精于医，又长于文，著有《道德经注释》《阴符经注释》《乐府传声》等。

- 作者：朱孔阳（1892—1986 年），曾用名朱既人，上海松江人，字云裳，晚号庸丈、龙翁、聋翁；近代著名学者、收藏家、书画家，曾为上海市文史研究馆馆员；生平爱好金石书画；对历代文物，既精鉴别，又富收藏，曾言："不只因为自己爱好，主要是为国家保存文物。"
- 尺寸：77.5 cm × 53.5 cm

Painting and Record of Xu Lingtai's Seclude Writing Place Huamei Spring by Zhu Kongyang

Paper, hanging scroll

1956

An artwork by Zhu Kongyang imitating the *Painting of Huamei Spring* by Ye Fengjin who inspired by and created the painting according to Xu Lingtai's *Record of Huamei Spring*.

徐靈胎畫眉泉圖記

畫眉泉記

乾隆辛巳春奉詔入都復蒙聖恩憐其老疾即放歸田草野餘年薄從報稱欲求深山僻壤潛息其中旦夕焚香祝頌昇平詠歌帝德訪得吳山七子墩之下有畫眉泉者巢栖遠尋得破屋數椽墻推友落泉在屋旁有碑剝剝知為國初高僧子山所嗣嗣僧不能整訪售於土人以其無生息荒地可得於是酬其價直補為修葺仍以老僧一二人守之以供灌掃更築斗室於泉旁以為坐臥之所而後其地可得而遊覽矣其泉之鏡源於山半石穴之中山腹窈然中空泉從穴中湧出作瀑三折此為正流其右有石壁一帶辟高二丈長則四倍壁上有陳葭爽水從陰出壁下有石池水俱匯而歸焉池之形如其方廣三丈深不滿尺滿則瀉入澗中澗水東流或伏或顯三里而至平地可溉田十頃若夫大雨驟注或連陰數日則山泉迸發聲若萬雷近如白龍天矯注或連陰翔壁上細流絲絲落恍若珠簾不捲玉屑騰霏即武天日以晴六復涓涓不絕藥草長滋點滴清池聲同綢螫其水則旁以甘清洌不染纖塵緣此泉離姑蘇臺只二里吳王遊宴於此嘗取水應宮中之用此泉之所以得名畫眉也其山乾則而峯如抱菁蔥相映面臨太湖水先可把客艇之漁舟風帆如織隔湖遠浦樹影參差一塔中懸為吳江之境我室廬在焉舉目可觀此當夫秋初春晚日澹後風和鳥語深叢花香益白雲封戶翠霧迷空胡麻飯後野蔬嘗餘細草為茵高松作蓋四起一枕初醒乃知山中雨露畫是聖朝青澤非慕高隱之名於此樂飢也

壬午夏日避暑於一粟山房松陵泗溪道人偁

清初名醫徐靈胎在吳山七子墩畫眉泉旁築室著書曾親撰畫眉泉記碩此史蹟隱沒已久今人鮮知其晨車年十四月我館數次派員赴蘇會同當地人士按記訪尋終於找到此泉和摩崖題字二十二種此全年前之名醫遺蹟重浮蒙見為醫史界生色深芳慶幸許將畫眉泉記及原圖複製以作紀念

一九五八年十月中華醫學會上海分會醫史博物館識

宝山人踪
楠莢涼軼
迤行吉泉
真神游白
雲際

属賢主迚
名畫眉旁幻
乳與天神勢
石頭操有
於中結芘庵
福地九千
吉我園西目

嘉慶二十戌在
丁巳閏六月上
澣書
榆村先生属畫
葉廷金并題

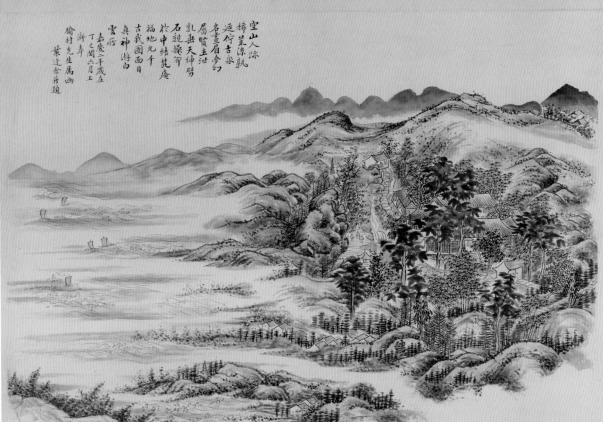

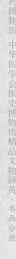

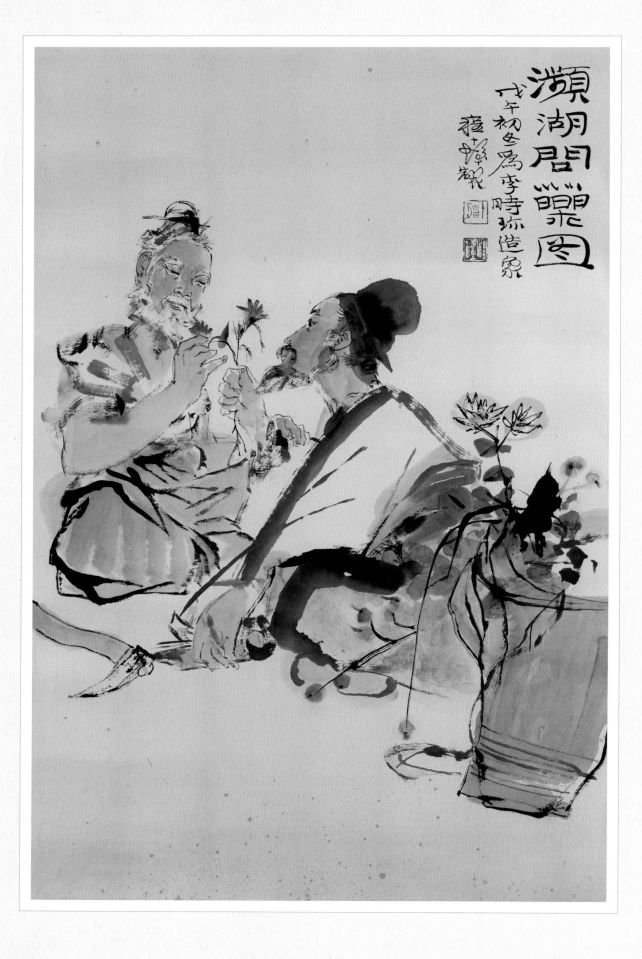

10

程十发 · 濒湖问药图

- 纸本 镜片
- 年代：1978 年
- 款识：戊午初冬为李时珍造象，程十发制。
- 钤印：程潼、十发
- 说明：作品描绘了明代医药学家、《本草纲目》编撰者李时珍向药农请教的情景。
- 作者：程十发（1921—2007 年），上海市金山区枫泾镇人，名潼，斋名曾用"步鲸楼""不教一日闲过斋"，后称"三釜书屋""修竹远山楼"。程十发是著名的国画大师，历任扬州美术家协会副主席、扬州中国画院院长等职，擅长用画笔歌颂美好生活和壮丽河山。
- 尺寸：83 cm × 54 cm

Painting of Li Binhu Inquiring about Medicines by the Lake by Cheng Shifa (1921—2007)

Paper, simply mounted with a piece of Xuan paper on the back

A painting depicting Li Shizhen, a Ming Dynasty pharmacologist and the compiler of *Compendium of Materia Medica*, consults with a medicinal farmer about the properties of herbs.

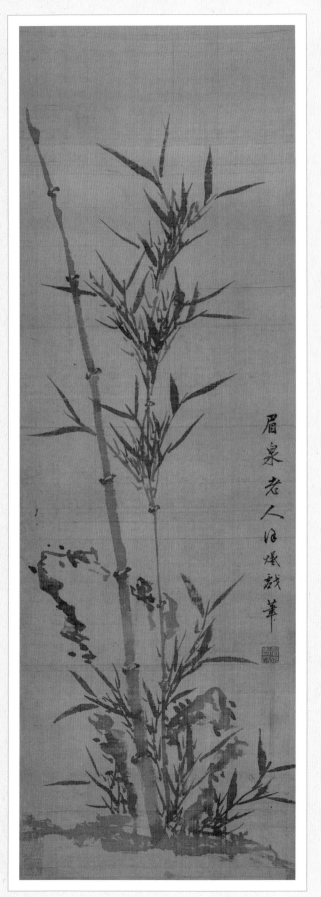

11

徐爔 · 墨竹图

- 绢本 立轴
- 年代：清代乾嘉时期
- 款识：眉泉老人徐爔戏笔
- 钤印：眉泉老人
- 说明：作品为清代戏曲家徐爔所绘墨竹。
- 作者：徐爔（1732—1807年），字鼎和，号榆村，别署镜缘子、镜缘主人、种缘子等，江苏震泽（今属江苏吴江）人，徐大椿子；乾嘉时期戏曲作家，所著杂剧、传奇多种，在各类戏曲史著述中均有提及。
- 尺寸：112.8 cm × 31.7 cm

Ink Painting of Bamboo by Xu Xi (1732—1807)
Silk, hanging Scroll
Qianlong-Jiaqing reign in the Qing Dynasty.

A painting by Xu Xi, a playwright of traditional Chinese opera, during the Qianlong-Jiaqing period of the Qing Dynasty. Xu Xi's father, Xu Chun, was a famous TCM physician during that time.

12

黄敬河·高丽人参彩图

- 纸本 立轴
- 年代：清代
- 款识：永祥贸易公司敬赠
- 钤印：黄敬河印等
- 说明：作品为清代黄敬河绘制的彩色高丽人参图，采用了工笔画的方法，对人参的花、叶、茎等均如实描绘。
- 作者：黄敬河，生平不详。
- 尺寸：251 cm × 72.5 cm

Colored painting of Korea Ginseng by Huang Jinhe

Paper, hanging scroll

The Qing Dynasty

A colored painting of Korean ginseng by Huang Jinghe during the Qing Dynasty.

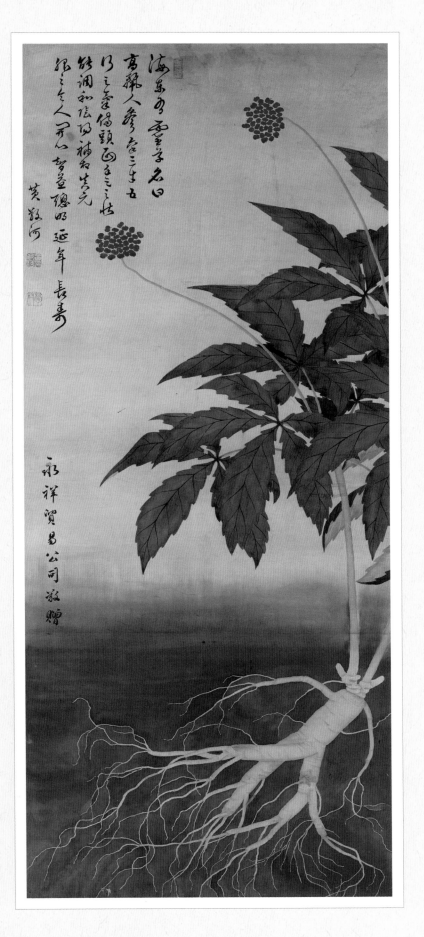

13

金城·葫芦图

- 纸本 立轴
- 年代：近代
- 款识：依样，拱北。
- 钤印：归安金拱北作画之记等
- 说明：作品为近代画家金城所绘葫芦图。
- 作者：金城（1877—1926 年），又名绍城，字拱北，一字巩伯，号北楼，又号藕湖，浙江吴兴（今浙江湖州）人。早年攻读法律，学识渊博，家中文物收藏甚丰。自幼喜爱绘画，擅长山水、花鸟、人物，兼工篆刻。1920 年他创立了中国画学研究会，著有《藕庐诗草》《北楼论画》《画学讲义》。
- 尺寸：66.4 cm × 32.5 cm

Painting of Gourds by Jin Cheng (1877—1926)

Paper, hanging scroll

Modern times

A painting of gourds by the modern artist Jin Cheng (court name Jin Gongbei).

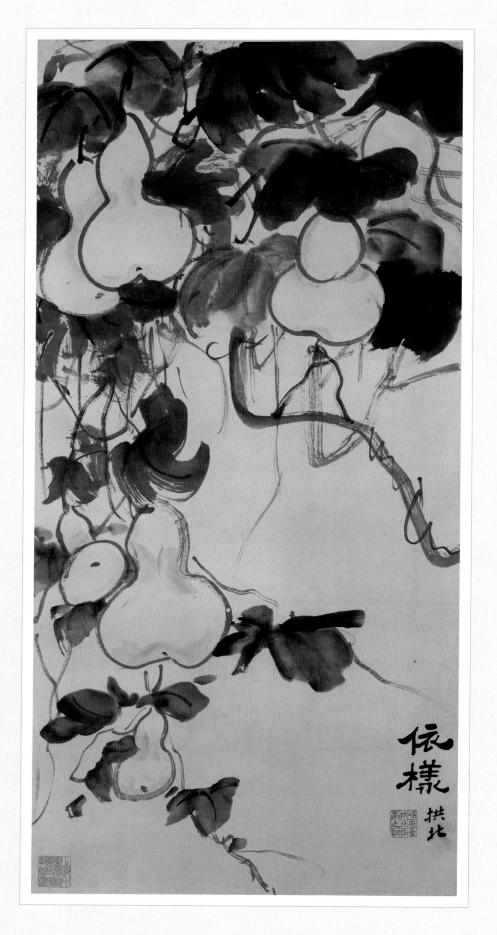

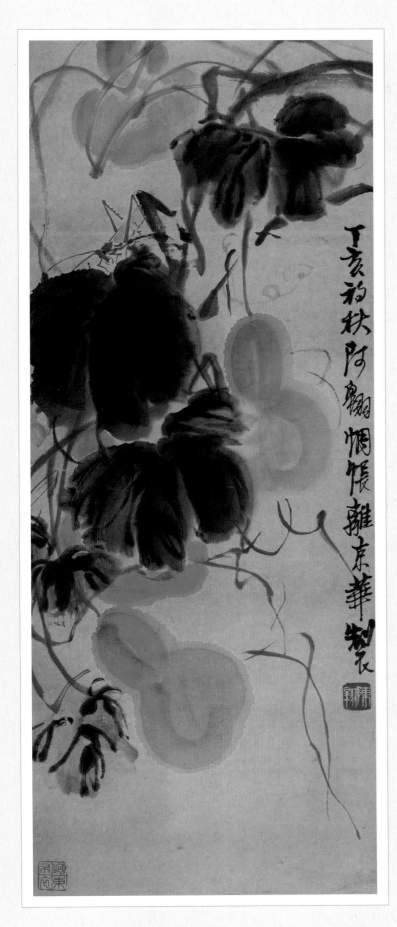

14

陈翱 · 葫芦图

- 纸本　立轴
- 年代：1947 年
- 款识：丁亥初秋陈翱惆怅离京华制
- 钤印：陈翱、沪东布衣等
- 说明：作品为陈翱所绘的葫芦图。
- 作者：陈翱（1912—2001 年），广东潮阳人，原名汉卿，其师齐白石为之取名翱，字大羽；擅长大写意花鸟、书法和篆刻。此画可能是陈大羽 1947 年离开北平时所作，故以"丁亥初秋陈翱惆怅离京华制"落款。画风颇似齐白石笔墨。
- 尺寸：202.5 cm × 46.5 cm

Painting of Gourds by Chen Ao (1912—2001)
Paper, hanging scroll
1947

A painting of gourds by the artist Chen Ao.

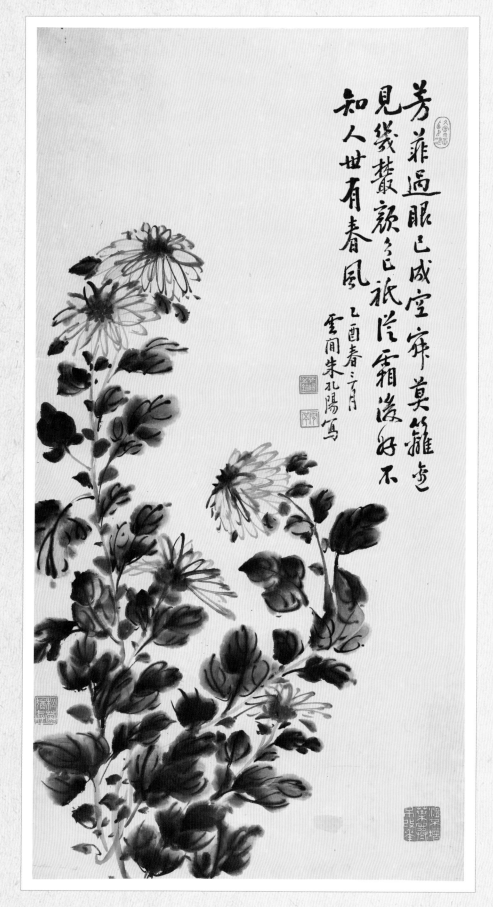

15

朱孔阳 · 菊花图

- 纸本 立轴
- 年代：1969 年
- 款识：芳菲过眼已成空，寂寞篱边见几丛。颜色
  只从霜后好，不知人世有春风。己酉春三月，云
  间朱孔阳写。
- 钤印：云间等
- 说明：作品为朱孔阳所绘的残菊图。
- 尺寸：65 cm × 32 cm

Painting of Chrysanthemum by Zhu Kongyang (1892—1986)
Paper, hanging scroll
1969

A painting by Zhu Kongyang, a renowned scholar, collector, and the
calligrapher of modern times.

二·书法类

CALLIGRAPHY

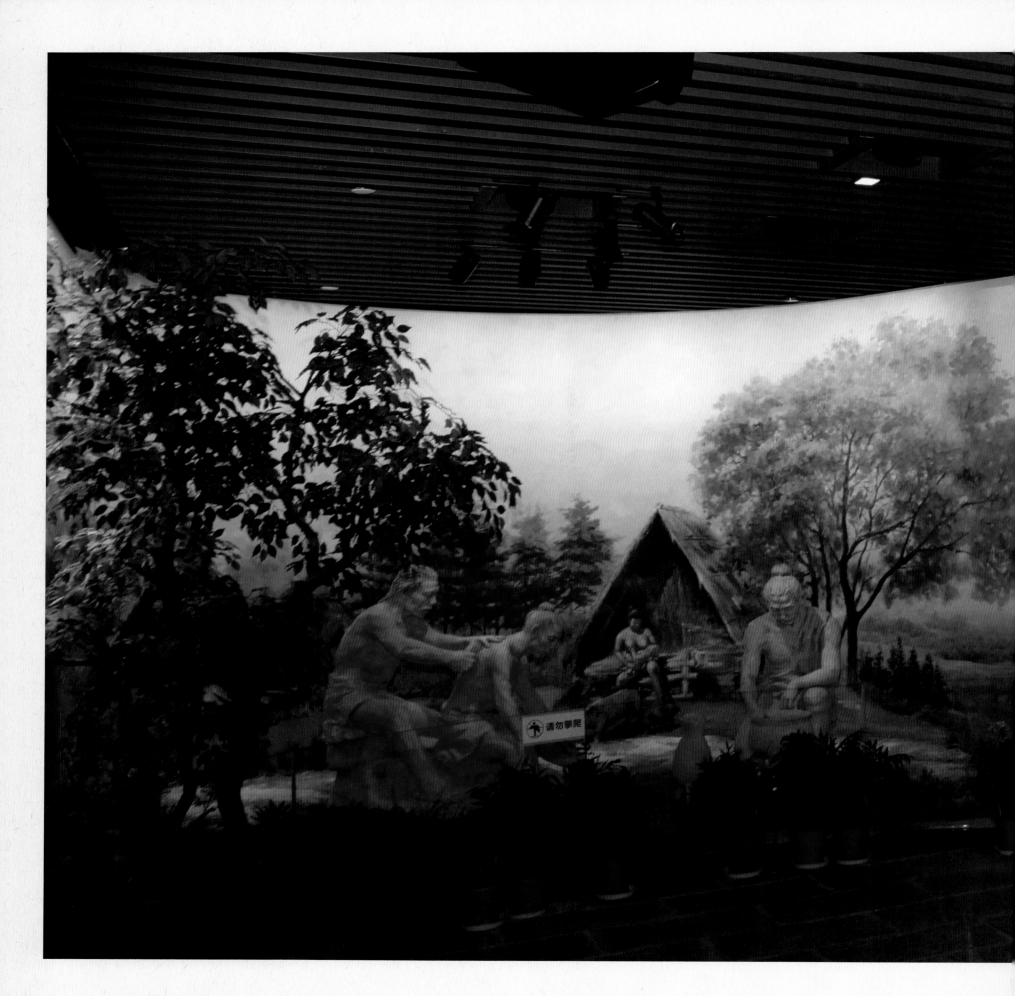

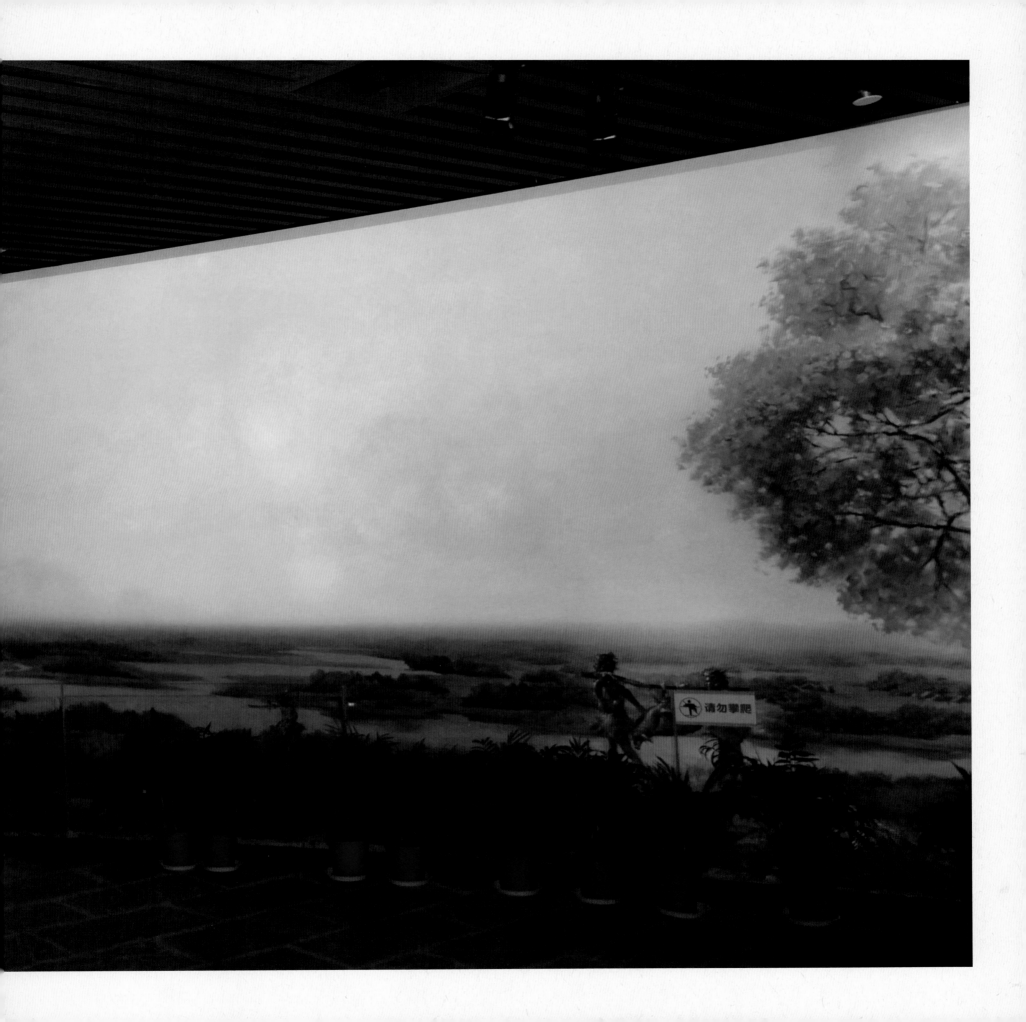

上海中医药博物馆 中华医学会医史博物馆精品文物撷英·书画分册

处方类
PRESCRIPTION CLASS

1

何鸿舫·处方

- 纸质
- 年代：清代
- 钤印：重古梅花庐、梅花庐（何家的堂号）等
- 说明：何鸿舫（1821—1889 年），又名长治，字补之，晚号横泖病鸿，青浦（今属上海）人；江南何氏世医第二十四代传人，自幼传承家学，擅治臌胀，主张"治在肝脾，法重温疏"；同治、光绪年间以医学和书法闻名于沪上。因其既精医术，又工书法，于晚清时期望重一时，乃至民国时期还有人搜买其方笺。
- 尺寸：23 cm × 10.2 cm

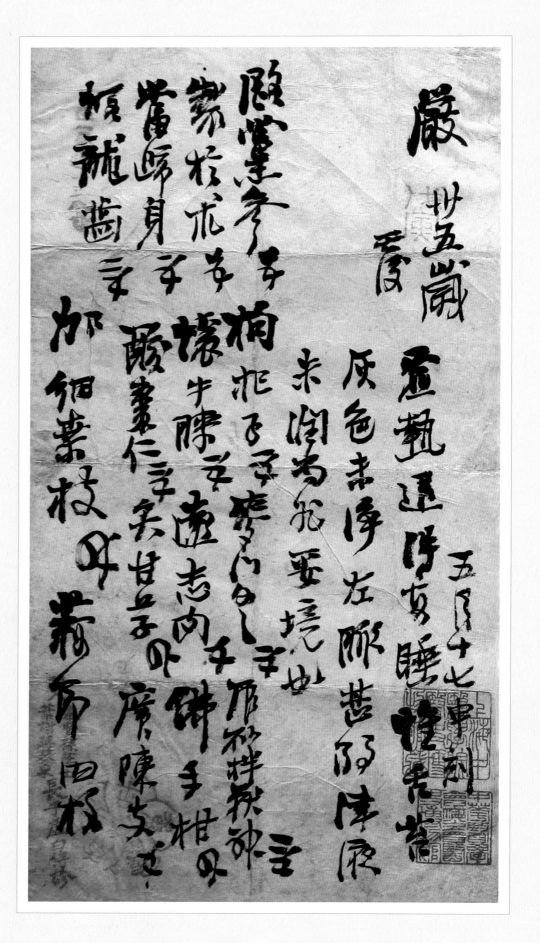

上海中医药博物馆 中华医学会医史博物馆精品文物撷英 书画分册

Prescription by He Hongfang (1821—1889)
Paper
The Qing Dynasty

Prescription written by the renowned TCM physician He
Hongfang of the Qing Dynasty.

二·书法类

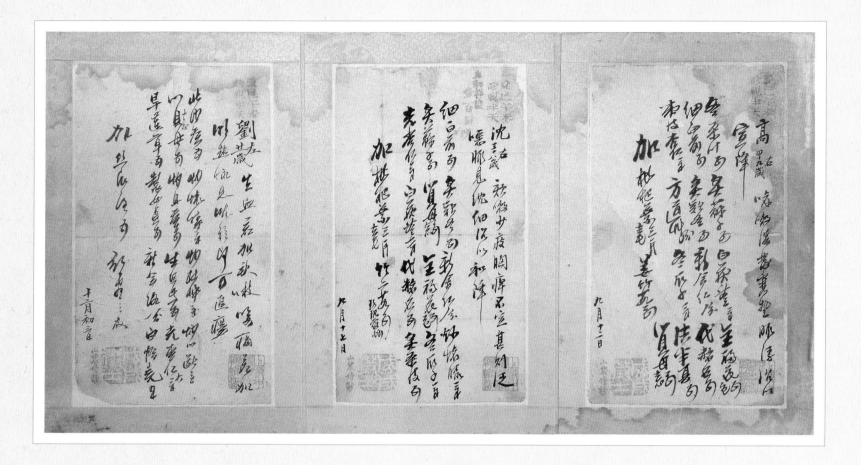

2

陈莲舫·处方

- 纸质
- 年代：清代
- 钤印：山农侍诊、戊戌徵士等
- 说明：清代名医陈莲舫（1837—1914 年），又名秉钧，号乐余老人，别署庸叟，青浦（今属上海）人，青浦陈氏十九世医；精通内、外各科，擅治疑难杂症，以审病详慎、用药轻灵著称；光绪二十四年至三十四年（1898—1908 年），先后五次奉召进京为光绪帝和慈禧太后诊病获显效，乃敕封为三品刑部荣禄大夫，充任御医，值御药房事。门人董韵笙所辑《陈莲舫医案秘钞》可窥其医术端倪；著有《女科秘诀大全》《医学启悟》等书。
- 尺寸：23.5 cm × 12.9 cm

Prescription by Chen Lianfang (1837—1914)

Paper

The Qing Dynasty

Prescription written by the renowned TCM physician Chen Lianfang of the Qing Dynasty.

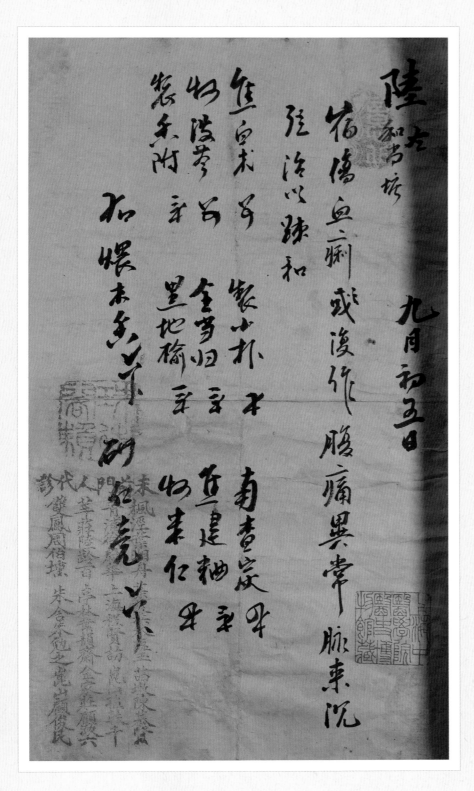

3

赖元福·处方

- 纸质
- 年代：清代
- 钤印：珠街阁赖，上海中医学院医史博物馆藏等
- 说明：赖元福（1849—1909 年），字嵩兰，青浦（今属上海）人；精医术，尤擅脉诊，能起沉疴；与陈莲舫齐名，人称"陈赖"；幼年勤奋好学，师从沈福卿习内、外科；学成后悬壶于练塘镇，旋回朱家角镇，30 岁时已驰誉乡里。著有《碧云精舍医案》。
- 尺寸：23.5 cm × 13.1 cm

Prescription by Lai Yuanfu (1849—1909)
Paper
The Qing Dynasty

Prescription written by the renowned TCM physician Lai Songlan of the Qing Dynasty.

上海中医药博物馆 中华医学会医史博物馆精品文物撷英 书画分册

海上杏博

上海中医药博物馆 中华医学会医史博物馆精品文物撷英·书画分册

二·书法类

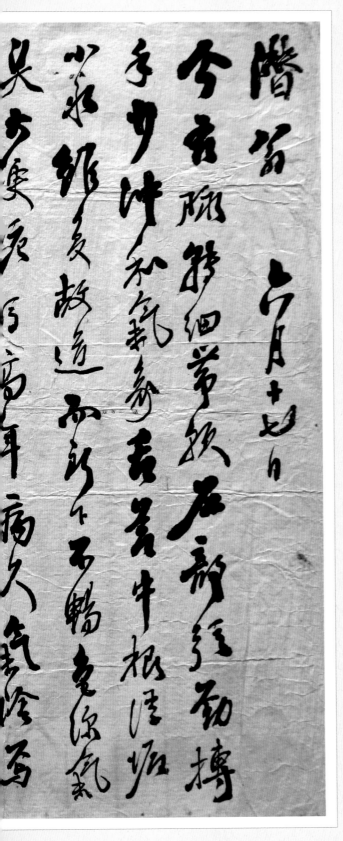

4

曹沧洲·处方

————

- 纸质
- 年代：近代
- 钤印：上海中医学院医史博物馆藏等
- 说明：曹沧洲（1849—1931 年），名元恒，字智涵，别号兰雪老人，吴县（今属江苏苏州）人。医学世家出身，世传内、外科，尤精内科，善治时证，对烂喉痧尤有独到经验。其辨证精审，立法谨严，证必分清，方必细切，用药精妙，多以轻灵取效，曾被征入京为光绪帝诊病。著有《曹沧洲医案》等。
- 尺寸：26 cm × 12.9 cm

————

Prescription by Cao Cangzhou (1849—1931)

Paper

Modern times

Prescription written by the renowned TCM physician Cao Cangzhou of modern times.

5

张骧云·膏方

- 纸质
- 年代：近代
- 钤印：张骧云诊等
- 说明：张骧云（1855—1925 年），又名世镳，字景和，晚年号冰壶，上海人，以善治伤寒而闻名沪上，有"一帖药"之称；中年患重病，两耳失聪，赖"喇叭筒"助听应诊，人称"张聋聋"而声名益盛。
- 尺寸：26 cm × 23.8 cm

Medicinal Paste Prescription by Zhang Xiangyun (1855—1925)

Paper

Modern times

Medicinal Paste Prescription written by the renowned TCM physician Zhang Xiangyun of modern times.

伯岳母大人　　膏方

楚山高麗參〇壹兩紫丹參〇片三兩〇製於术貳兩

潞安西黨參〇三兩大原生地四兩酒炒川斷肉二兩

佛蘭西洋參〇三兩火蒸首烏五兩土炒野於术二兩

乳蒸大熟地陸兩仙製半夏兩半鹽水炒杜仲貳兩

潼關沙蒺藜貳兩福建澤瀉二兩東陽奎白芍上炒二兩

蜜炙大有春參二兩金毛狗脊二兩酒炒製當歸身三兩

蜜炙甘杞子參兩廣鬱金片二兩鹽水炒木瓜兩半

（火蒸女貞子三兩抱木茯神四兩鹽水炒牛膝二兩）

照方法製外加黑穭豆四兩肥玉竹四兩淡天冬二兩鹽水炒

新會二兩九孔石決明六兩純鉤鉤四兩炙生棗仁二兩炒黑

遠志仁八錢香白芷五錢藁本壹兩小川芎八錢細辛三錢

葛花二兩枳棋子二兩絲瓜絡二兩經霜桑葉二兩真池菊二兩

苦丁茶六錢大棗四十枚紫衣胡〇肉三十枚湘蓮肉四兩

桂圓肉四兩西復盆子二兩右藥四十八味用長流水浸二天

入銅鍋內煎三次去渣濾清用文武火熬膏時再加龜版膠

四兩陳阿膠〇三兩鹿角膠二兩桑枝膏五兩川貝末壹兩

淨飴糖八兩六味調入牧膏滴水成珠為度牧貯于磁器內

每服三匙清晨開水化服

丙子重九燈下擬

第　號　姚右　夏曆十一月　一診

醫室白克路人和里三衖

電話四千二百九十一號

覆診須帶原方上午九時開診至下午二時止　三時出診

每逢朔望停診藉以少休　如有急症隨症相救亦可通融

河丁甘仁製方

6

丁甘仁·处方

- 纸质
- 年代：近代
- 钤印：上海中医学院医史博物馆藏
- 说明：丁甘仁（1866—1926 年），名泽周，江苏武进孟河镇人，清末民初著名医家、中医教育家，为孟河医派代表人物之一，与费伯雄、马培之、巢崇山并称"孟河四大家"。

  丁甘仁最初于孟河行医，后至上海，声名大噪，他所开创的"丁氏内科"为海派中医流派主要代表之一。丁甘仁不仅在临床上颇有建树，更致力于发扬中医，培养中医人才。1916 年，他联合医界同道夏应堂、谢利恒等人集资创办上海中医专门学校，1925 年又创办上海女子中医专门学校。1927 年，两校合并为上海中医专门学校，并于 1932 年 1 月改名为"上海中医学院"。该校所培养的毕业生大多成为我国中医医疗和教育事业的骨干力量，是中国近代中医教育史上的一个重要里程碑，有"名医摇篮"之美誉。2019 年，"丁氏内科疗法"入选上海市非物质文化遗产代表性项目名录。

- 尺寸：21.2 cm × 29.2 cm

Prescription by Ding Ganren (1866—1926)

Paper

Modern times

Prescription written by Ding Ganren, a renowned TCM physician, educator, and one of the four representative figures of the Menghe Medical School.

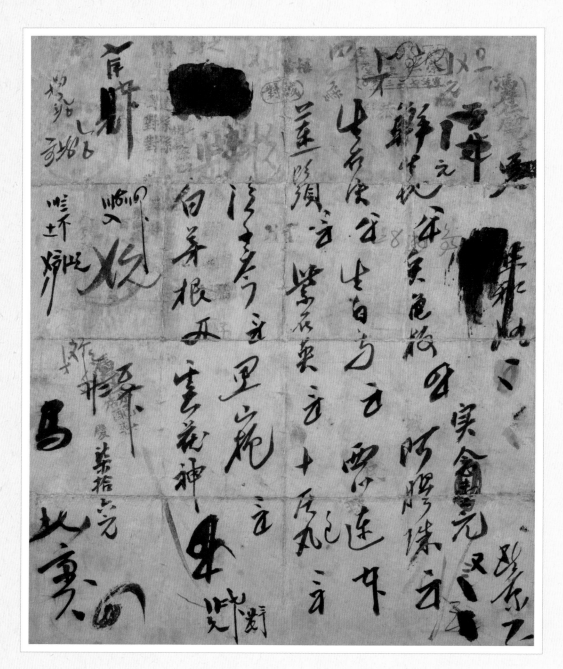

7

陈筱宝·处方

- 纸质
- 年代：近代
- 说明：陈筱宝（1873—1937年），字丽生，别署云龙，浙江海盐人。出生于医学世家，早年秉承家学，后师从沪上名医诸香泉。陈氏治疗妇科疾病独具见解，提出以下观点：一是患者以元气为本；二是妇科以调治血分为要；三是妇人杂病以调肝为中心环节。2019年，"陈氏妇科疗法"入选上海市非物质文化遗产代表性项目名录。
- 尺寸：39 cm × 54 cm

Prescription by Chen Xiaobao (1873—1937)
Paper
Modern times

Prescription written by Chen Xiaobao, a renowned TCM physician possessing distinctive perspectives on the treatment of gynecological disorders.

8

恽铁樵·处方

- 纸质
- 年代：近代
- 钤印：上海中医学院医史博物馆藏
- 说明：恽铁樵（1878—1935年），名树珏，别号冷风、焦木、黄山，江苏武进县孟河镇人。恽铁樵早年从事编译工作，后遇丧子之痛，弃文从医。在临床上，他主张西为中用，是中西医汇通派代表人物之一。1925年，恽铁樵与章太炎、张破浪等人共同创立"中国通函教授学社"，后改为"铁樵函授中医学校"，培养了一批优秀的中医人，推动了中医事业的发展。恽铁樵撰写了大量医学著作，如《恽铁樵中医函授讲义》《伤寒论研究》《群经见智录》等。
- 尺寸：62 cm × 42 cm

Prescription by Yun Tieqiao (1878—1935)
Paper
Modern times

Prescription written by Yun Tieqiao, one of the representative figures of the Syncretic School of Traditional Chinese and Westen Medicine.

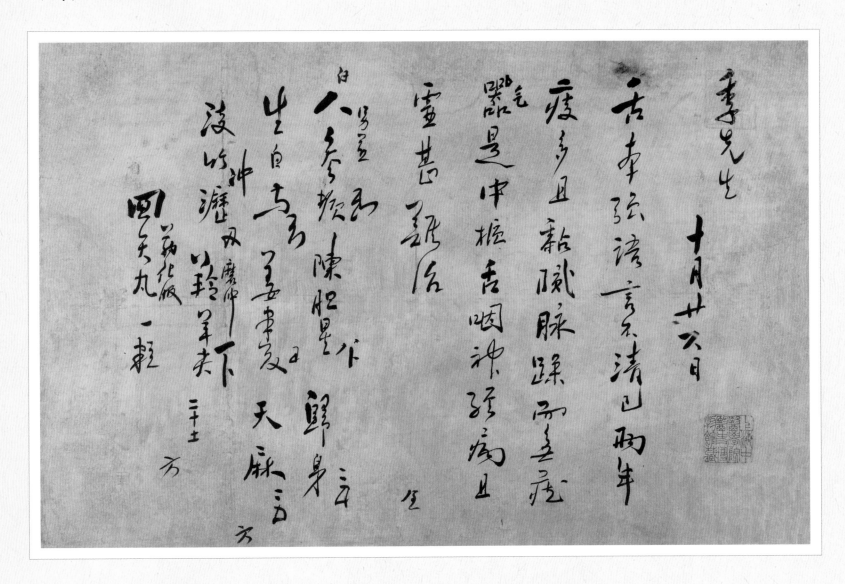

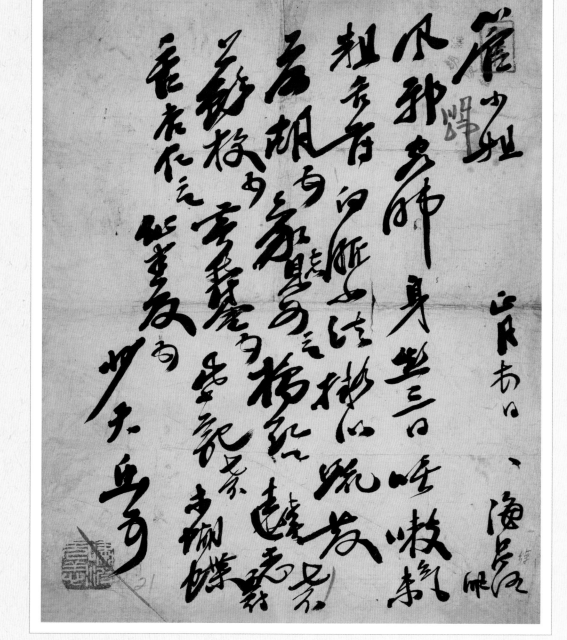

9

徐小圃·处方

- 纸质
- 年代：近现代
- 钤印：啸波无恙
- 说明：徐小圃（1887—1959年），名放，江苏宝山（今属上海）人，出生于医学世家，得其父徐杏圃真传，在上海行医，专业儿科。在临床上他擅用温热剂，尤以麻黄宣肺治疗小孩肺炎，有"徐麻黄"之美誉。他还积极从事社会学术团体活动，曾任上海国医公会监察委员、新中国医学院附属医院儿科主任、中国医学院董事长、神州医学总会副会长等职。2015年，其父所创立的"徐氏儿科疗法"入选上海市非物质文化遗产代表性项目名录。
- 尺寸：21.5 cm × 28 cm

Prescription by Xu Xiaopu (1887—1959)
Paper
Modern and contemporary times

Prescription written by Xu Xiaopu, a renowned TCM Pediatrician.

10

朱子云·处方

- 纸质
- 年代：近代
- 说明：朱子云（1891—1945 年），上海江湾西唐家桥人；其父朱定卿为乡村医生，擅长大小方脉，尤精喉科；与弟朱仲云（1893—1948 年）二人，自幼受父传授，精研岐黄，熟读方书，成年后，随父行医，从事内、外、儿、喉各科。朱氏兄弟二人为上海朱氏喉科奠基人。朱氏喉科盛名于 20 世纪三四十年代，其特点是熔内、外、儿、喉诸科于一炉，重视喉科局部辨证与整体辨证相结合，至今仍为沪上喉科一派。
- 尺寸：18.3 cm × 23.9 cm

Prescription by Zhu Ziyun (1891—1945)

Paper

Modern times

Prescription written by Zu Ziyun, a TCM physician in Shanghai specialized in throat medicine.

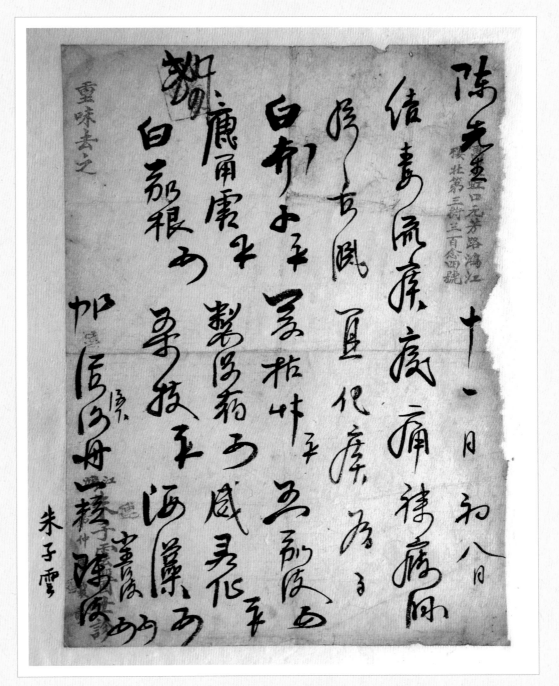

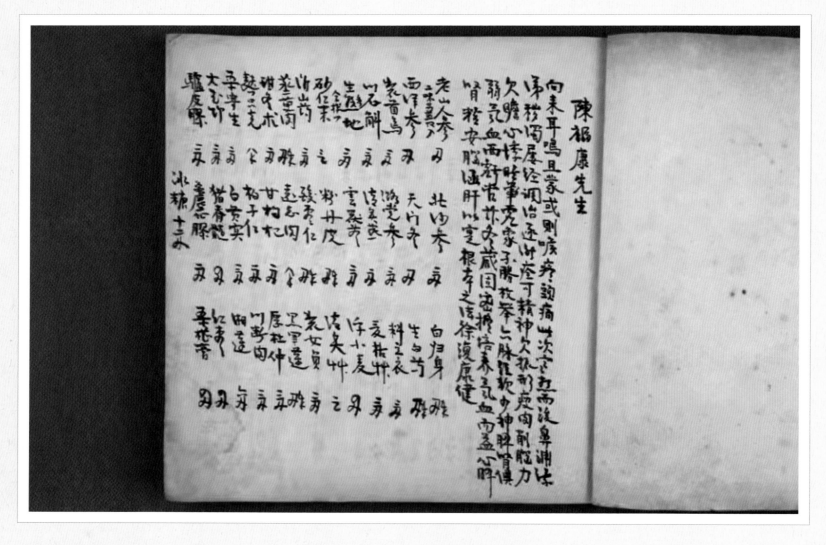

11

严二陵 · 膏方底稿

- 纸质

- 年代：1945 年

- 说明：严二陵（1901—1981 年），江苏吴县（今属江苏苏州）人。曾用名隽森。1916 年从林衡甫先生学习中医，深得林师薪传之秘并承袭其"跷脚医生"之盛名。1923 年上海温病流行，他汇集叶（桂）、薛（雪）、吴（瑭）、王（士雄）之长，用"轻可去实"之法，救治了很多危难重症患者，颇享盛名，因而与当时名医石筱山、顾筱岩并誉为上海南市区"三鼎甲"；曾加入上海市国医学会；1952 年起在"五门诊"（上海市公费医疗第五门诊部）任职临诊，并在上海中医学院任教；临床上擅长治疗温病及肝病，多用甘温、甘凉、甘平之剂，最忌攻伐，重视养阴。

- 尺寸：22.5 cm × 22.5 cm

The archival manuscript of the Medicinal Paste Prescription by Yan Erling（1901—1981）
Paper
1945
Medicinal Paste Prescription written by Yan Erling, a well-known modern TCM doctor.

門診無案詞
覆診帶原方

診所 呂宋路五福里三號
（即新城隍廟對過）

石筱山全弟幼山診牋
胞侄純農襄診

12

石筱山·处方

———

- 纸质
- 年代：近现代
- 说明：石筱山（1904—1964 年），原名瑞昌，字熙侯，江苏无锡人，中国著名骨伤科专家；早年学医于上海神州中医专门学校，后随父从医，在继承家传治伤经验基础上，努力钻研，医术日精，以善治骨折伤痛远近闻名。石筱山为石氏伤科第三代嫡系传人，2008 年，其祖父石兰亭创立的"石氏伤科疗法"被列入国家级非物质文化遗产代表性项目名录。
- 尺寸：19 cm × 27 cm

———

Prescription by Shi Xiaoshan (1904—1964)
Paper
Modern and contemporary times
Prescription written by the renowned TCM physician Shi Xiaoshan, the third-generation direct successor of Shi's orthopedics.

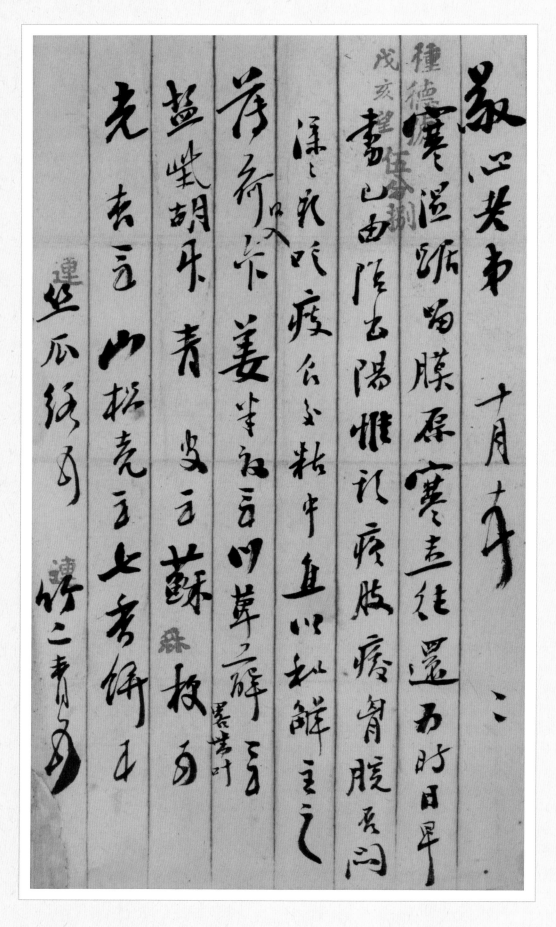

13

徐嵩年·处方

- 纸质
- 年代：近现代
- 说明：徐嵩年（1909—2000 年），曾任上海市中医药学会肾病组组长，中华医学会内科学分会委员。1936 年，徐嵩年毕业于上海中医专门学校，师承丁甘仁长孙丁济万先生，是海派中医流派"丁氏内科"传承人之一。在临床上，自 1968 年起，徐嵩年选择将肾病作为临床研究的主攻方向，结合丁氏对内伤杂病的治疗经验，逐渐形成中医肾脏病临床诊疗体系。
- 尺寸：53.6 cm × 31.8 cm

Prescription by Xu Songnian (1909—2000)
Paper
Modern and contemporary times

Prescription written by Xu Songnian, one of the successors of Ding's Internal Medicine.

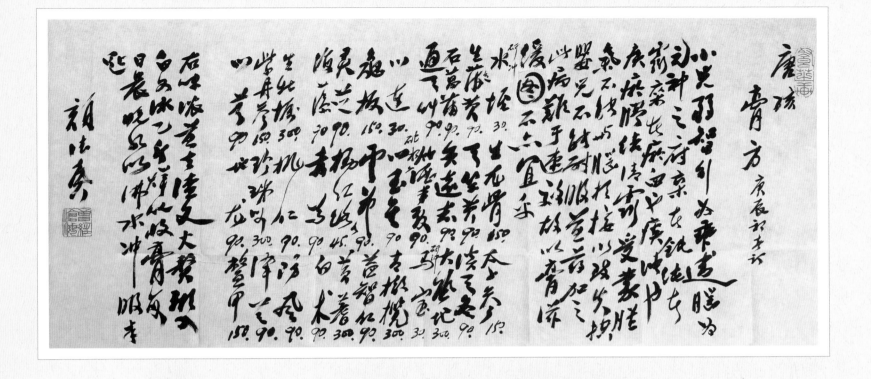

14

颜德馨·膏方

- 纸质
- 年代：2000 年
- 钤印：餐芝轩、曾经沧海
- 说明：颜德馨（1920—2017 年），江苏丹阳人，毕业于上海中国医学院，为颜氏内科第二代传人，获全国首届"国医大师"称号；曾任中华中医药学会理事、国家中医药管理局科技进步奖评审委员会委员。在临床上，他提出"衡法"治则，倡导"久病必有瘀""怪病必有瘀"；著有《餐芝轩医集》《中国历代中医抗衰老秘要》《活血化瘀疗法临床实践》《颜德馨临床经验辑要》等。
- 尺寸：66.2 cm × 24.8 cm

"Medicinal Paste Prescription" by Yan Dexin (1920—2017)

Paper

2000

Medicinal Paste Prescription written by the National TCM Master Physician Yan Dexin.

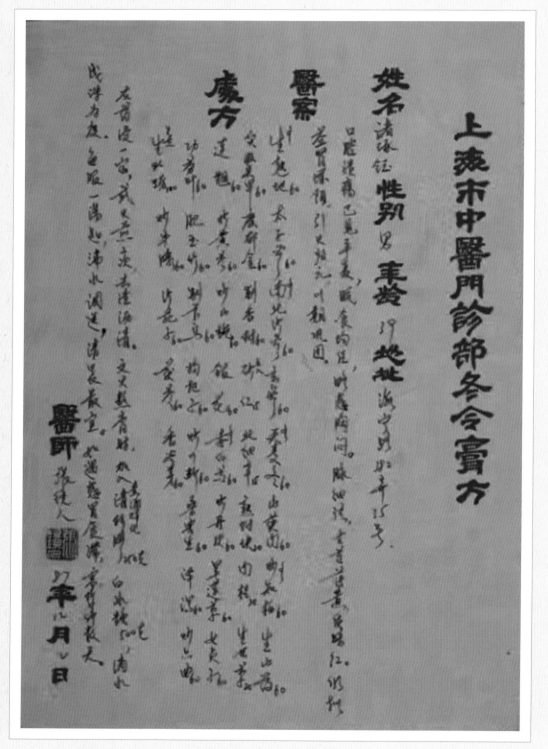

15

张镜人·膏方

- 纸质
- 年代：1987 年
- 钤印：张镜人
- 说明：张镜人（1923—2009 年），出生于上海中医世家，为张氏内科第十二代传人，获全国首届"国医大师"称号；1954 年，出任上海市卫生局医疗预防处中医科副科长；1994 年，获"上海市名中医"称号。他行医 60 余载，具有丰富的临床经验，治热病主张祛邪为先，疗杂病独崇脾胃学说，在治疗伤寒热病时强调的"表透"和"透表"，为医家所折服。
- 尺寸：26 cm × 17.8 cm

Medicinal Paste Prescription by Zhang Jingren（1923—2009）
Paper
1987
Medicinal Paste Prescription written by the National TCM Master Physician Zhang Jingren.

医家笔韵

CALLIGRAPHY BY TCM PHYSICIANS

1

傅山·行草白居易《竹枝词》

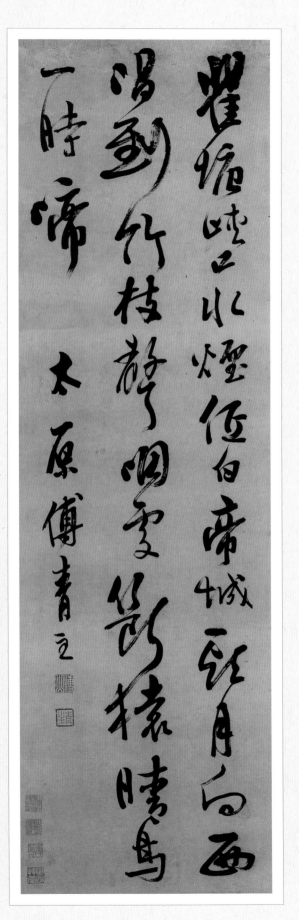

- 纸本 立轴
- 年代：明末清初
- 款识：太原傅青主
- 钤印：傅公、青主等
- 说明：作者以行草书录唐人白居易《竹枝词四首》(其一)："瞿塘峡口水烟低，白帝城头月向西。唱到竹枝声咽处，寒猿暗鸟一时啼。"此轴行笔流畅，法度森严，是其中期代表作之一。
- 作者：傅山（1607—1684 年），初字青竹，后改青主，号公它、啬庐、石道人等，阳曲（今山西太原）人；明末清初有重要影响的思想家、文学家、书法家、医学家；博通古今典籍，工诗赋、书法、绘画；精岐黄术，邃于脉理，且以儒家义理通于医学；著有《傅青主女科》《傅青主男科》《傅氏幼科》等。
- 尺寸：125 cm×35 cm

The Tang Dynasty Poem *Bamboo Branches* in running cursive script by Fu Shan (1607— 1684)

Paper, hanging scroll

Late Ming Dynasty to Early Qing Dynasty

Fu Shan's Calligraphy of the Tang Dynasty Poem. He was a literary figure, calligrapher, and TCM physician during the late Ming Dynasty and the early Qing Dynasty.

2

何其伟·致子寿信函

- 纸本 手札
- 年代：清代
- 钤印：上海中医学院医史博物馆藏
- 说明：此为何其伟写给朋友子寿的书信，信中述及何其伟为诗集作序，以及治疗柳泉太守之疾病等事宜。
- 作者：何其伟（1774—1837 年），字韦人，又字书田，青浦（今属上海）人，何氏世医第 23 代传人；精于切脉制方，求治者远达千里；撰成《救迷良方》，为林则徐提供"戒烟方"；著有《医人史传》《医学妙谛》。
- 尺寸：23 cm × 12 cm

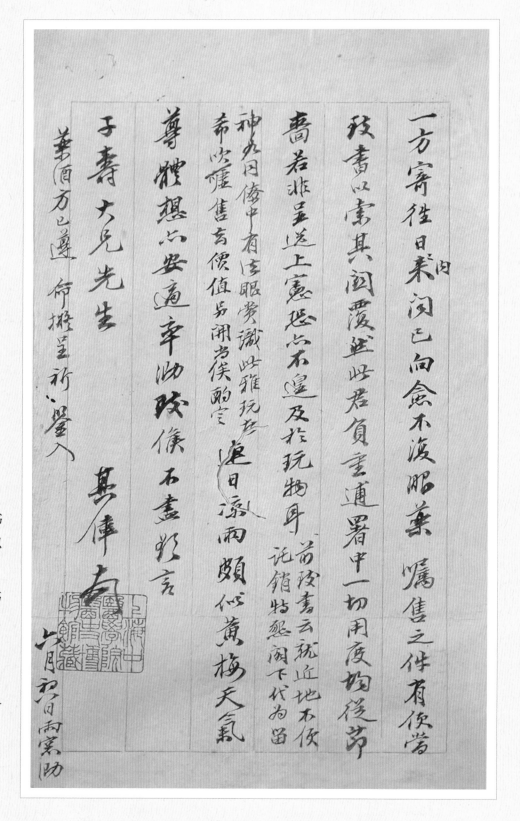

前画晚间之便未寄世皆接到
手示并陳在壺诗及来稿再又三首俟有的便當将
尊意轉達張石甫遊余纪事一诗他日奉呈
清鉴未审诗集酒後其詢問生平古瞭近後為三作序
未暇此差付刊則在壺之刀任之矣湖西贵极好病缘转
暗来月迎舍付切脈漫舟為壽方柳泉太尊续挽续报

海上杏博

上海中医药博物馆 中华医学会医史博物馆精品文物撷英 书画分册

二·书法类

3

何其超 · 行书长卷

- 纸本 横幅
- 年代：1865 年
- 款识：藏翁何其超
- 钤印：藏翁等
- 说明：长卷内容为何其超抄录的《忆斡山作》等 7 首诗赋。
- 作者：何其超（1803—1871 年），字超群，号古心，晚号藏斋，青浦（今属上海）人；
  何氏第 23 代传人；得兄何其伟指点，工诗精医；著有医书《春煦室医案》《藏斋医
  案》，另有《青浦续诗传》。
- 尺寸：28.5 cm × 101.5 cm

Long Scroll in Running Script by He Qiwei (1803—1871)

Paper, horizontal handscroll

1865

The Poetry transcribed by the renowned Qing Dynasty TCM physician He Qichao.

4

何昌福 · 手抄何炫著《药性赋》

- 纸本　抄本
- 年代：清代
- 说明：作品为清代名医何昌福抄录的何炫著《药性赋》。《药性赋》载药 334 味，各药以骈语述其功效，简洁流畅。
- 作者：何昌福（1802—1858 年），字平子，号泉卿，青浦（今属上海）人；名医何其伟次子，何氏世医第 24 代传人；初习儒，后承家学，临证守法李杲，取裁张景岳；著有《壶春丹房医案》《论病条辨》等。
- 尺寸：28.5 cm × 17.6 cm

He Xuan's *Medicinal Properties Ode* Transcribed by He Changfu (1802—1858)

Paper, manuscript

The Qing Dynasty

A manuscript by the renowned Qing Dynasty physician He Changfu, who copied the book
Medicinal Properties Ode written by He Xuan.

5

手抄《重庆堂随笔》稿

- 纸质 手稿
- 年代：清代
- 钤印：上海中医学院医史博物馆藏
- 说明：作品为王士雄刊定的《重庆堂随笔》手写稿。

王士雄（1808—1868 年），字孟英，幼字篯龙，晚字梦隐（一作梦影），自号半痴山人、随息居士、睡乡散人、华胥小隐，堂号潜斋、归砚，盐官（今浙江海宁）人。温病学家，尤其对霍乱的辨证和治疗有独到的见解，著有《温热经纬》《霍乱论》《随息居饮食谱》等。

其曾祖王学权精于医，著《医学随笔》，后改名《重庆堂随笔》二卷（1808 年）。1852 年，王士雄刊定《重庆堂随笔》。

- 尺寸：27.8 cm × 15.5 cm

Manuscript of *Essay from the Chongqing Hall* (1808—1868)

Paper, manuscript

The Qing Dynasty

A manuscript of *Essay from the Chongqing Hall*, which was edited and finalized by Wang Shixiong, the great grandson of the author.

海上杏博

6

王士雄·致蒋光焴信函

- 纸质 信笺
- 年代：清代
- 钤印：上海中医学院医史博物馆藏
- 说明：此信中述及王士雄（字孟英，1808—1868年）外出应诊行程，有关《洄溪医案》文字之校正意见，以及建议将《古今医案》付梓等内容。

蒋光焴（1825—1892年），清代藏书家，字绳武，号寅昉，亦号吟舫、敬斋，硖石（今浙江宁海）人。其祖开始藏书，至光焴收罗尤勤，历经三代，共得图书珍籍数十万卷，藏于"衍芬草堂"。他曾校勘《校正外科正宗》《洄溪医案》等医书。

- 尺寸：26 cm × 16.3 cm

海上杏博

上海中医药博物馆 中华医学会医史博物馆精品文物撷英·书画分册

二·书法类

寅昉先生大人執事儀、道隆久未趨謁緬懷
芝范時切馳思昨在禾中為沈君雪江善後而省
垣許康侯晟才專人招視其母夫人之證矣、返棹
至舍一轉正欲解纜忽奉到
手書藉誌
侍福安康近祺佳羔為慰洞溪醫案得
閣下梓以行世真造福無涯也又承
閱更三屬可感此因浣友繕錄之時雄適他遊未曾遍
目耳頃于鐙下將原稿對過旦暑者門優人母案已補
其脱蘭血痢菖案係脱血數石其餘恙依
許吳二

Letter by Wang Shixiong (1808—1868)

Paper, letter

The Qing Dynasty

A letter from Wang Shixiong to Jiang Guangyu.

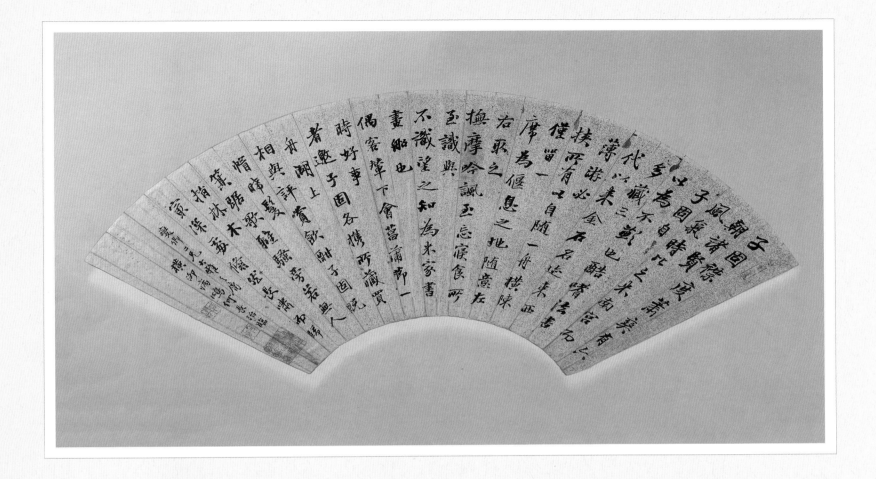

7

何鸿舫·书法扇面

- 纸本 扇面
- 年代：清代
- 款识：燮卿仁兄大雅之属，横泖病鸿何长治临。
- 钤印：鸿舫等
- 说明：作品录南宋周密《齐东野语》卷十九《子固类元章》的文字："子固襟度潇爽，有六朝诸贤风气，时比之米南宫，而子固亦自以为不歉也。酷嗜法书。多藏三代以来金石名迹，东西薄游，必挟所有以自随。一舟横陈，仅留一席为偃息之地，随意左右取之，抚摩吟讽，至忘寝食。所至，识与不识望之，知为米家书画船也。偶客辇下，会菖蒲节，一时好事者邀子固，各携所藏，买舟湖上，相与评赏。饮酬，子固脱帽，晞发，箕踞歌离骚，旁若无人。指林木最深处翛然长啸而归。"
- 尺寸：51.5 cm×17 cm

Calligraphy on paper fan by He Hongfang (1821—1889)
Paper, fan
The Qing Dynasty

A calligraphy by the renowned Qing Dynasty TCM physician He Hongfang, written on paper fan.

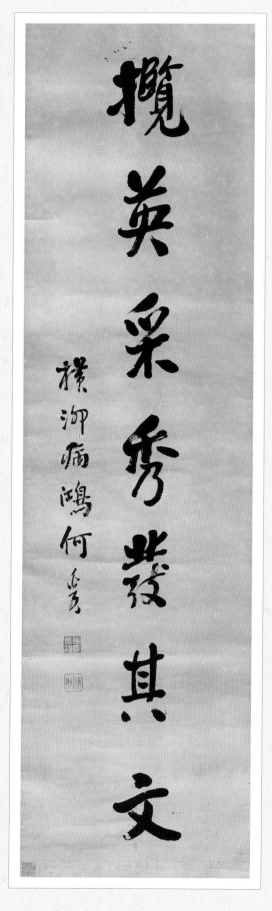

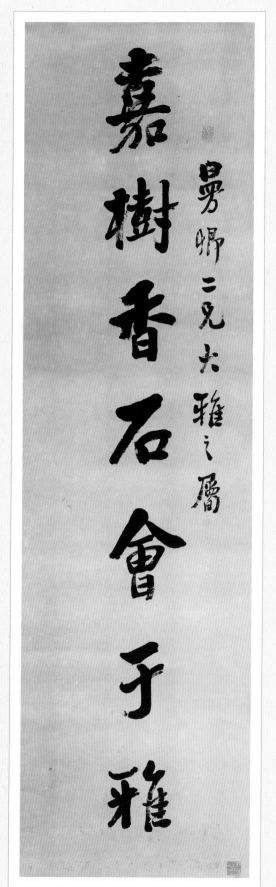

8

何鸿舫·行书对联一

- 纸本 立轴
- 年代：清代
- 款识：曼卿仁兄大雅之属，横泖病鸿何长治。
- 钤印：何长治印、鸿舫等
- 说明：作品中的语句为"嘉树香石会于雅，揽英采秀发其文"。
- 尺寸：150 cm × 39.5 cm

Couplets in Running Script by He Hongfang
Paper, hanging scroll
The Qing Dynasty

Couplets written by the renowned Qing Dynasty TCM physician He Hongfang.

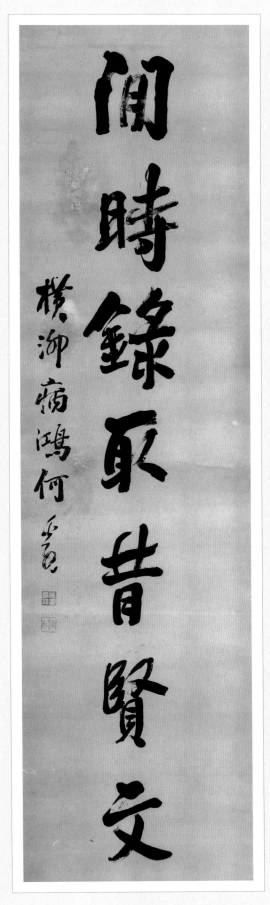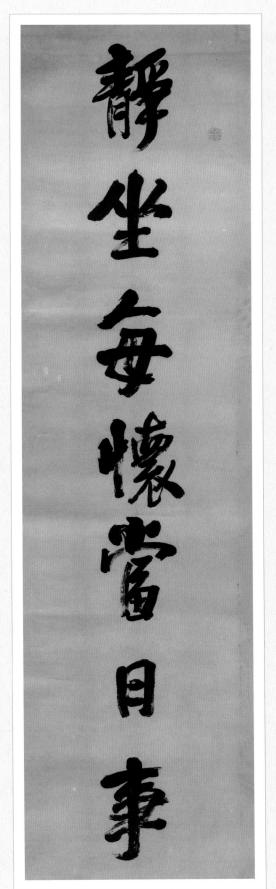

9

何鸿舫·行书对联二

- 纸本 立轴
- 年代：清代
- 款识：横泖病鸿何长治
- 钤印：何长治印、鸿舫等
- 说明：作品取《兰亭序》集字成联："静坐每怀当日事，闲时录取昔贤文。"由何鸿舫手书，语句雅致清幽。
- 尺寸：150 cm × 39.5 cm

Couplets in Running Script by He Hongfang
Paper, hanging scroll
The Qing Dynasty

Couplets written by the renowned Qing Dynasty TCM physician He Hongfang.

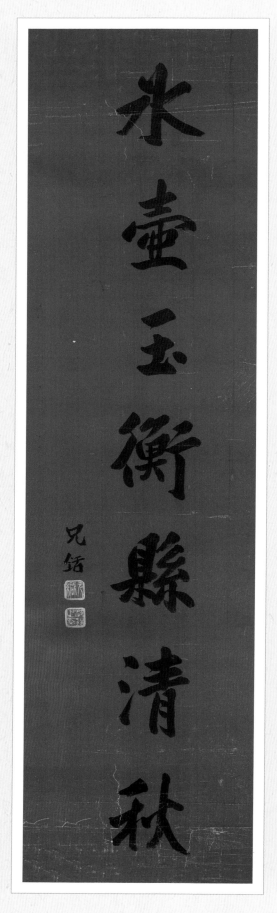

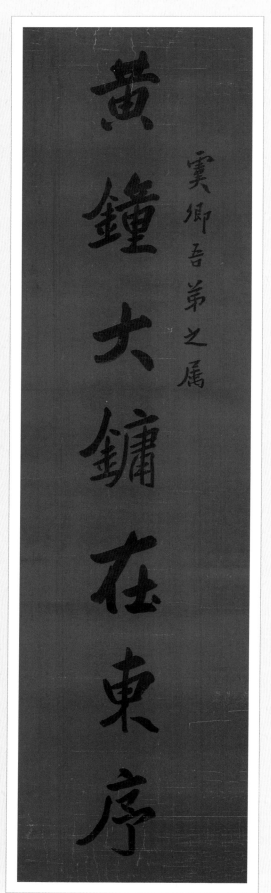

10

沈铦·行书对联

- 纸质 立轴
- 年代：清代
- 款识：虞卿吾弟之属，兄铦。
- 钤印：元咸、沈
- 说明：对联内容取自杜甫《寄裴施州》诗句："黄钟大镛在东序，冰壶玉衡县清秋"（"县"古同"悬"）。
- 作者：沈铦（1829—?），字符咸，一作元咸，号诚斋，娄县（今属上海）廪贡人；清光绪初流寓上海；精汉隶，工山水，兼擅医术；著有《沈元咸诗墨》。
- 尺寸：121.4 cm × 28.6 cm

Couplets in Running Script by Shen Xina (1829—?)
Paper, hanging scroll
The Qing Dynasty

Couplets in running script by Shen Yuanxian, a painter and medical practitioner of the Qing Dynasty.

11

陆润庠·行书对联一

- 纸本 立轴
- 年代：清代
- 款识：莲舫一兄大人正之，凤石陆润庠。
- 钤印：臣陆润庠、大学士章等
- 说明：作品中的语句为"翔凤为林灵芝作圃，浮云生野明月入楼"，为作者赠予晚清医家陈莲舫之礼联。
- 作者：陆润庠（1841—1915年），字凤石，别号固叟，清末元和（今属江苏苏州）人；同治十三年（1874年）状元，授修撰；历任侍读、内阁学士、工部侍郎、礼部侍郎、东阁大学士；兼通医学，名医陆懋修之子，任左都御史时，尝管理医局。其书法工稳端庄，雍容有度，笔圆体方，外柔内刚。
- 尺寸：165 cm × 42 cm

Couplets in Running Script by Lu Runxiang (1841—1915)
Paper, hanging scroll
The Qing Dynasty

Couplets written by the renowned Qing Dynasty TCM physician Lu Runxiang and sent as a gift to another famous TCM physician Chen Lianfang.

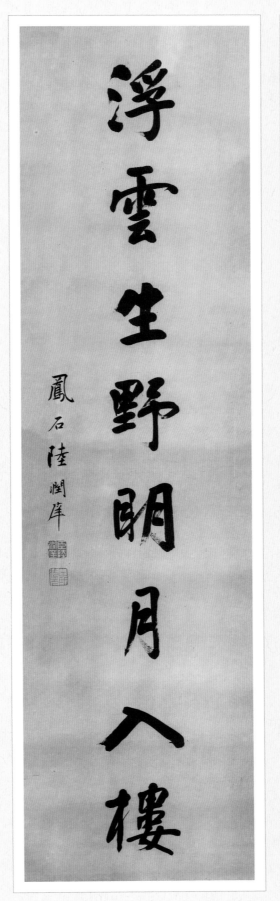

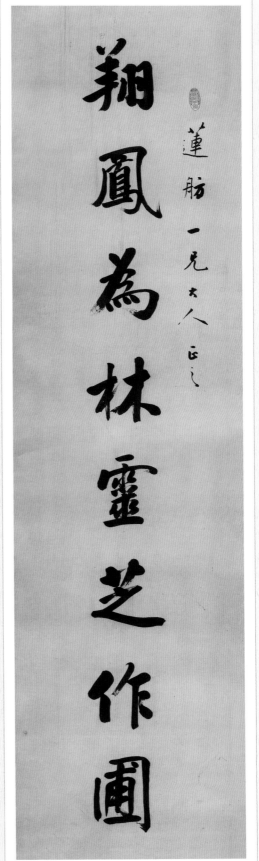

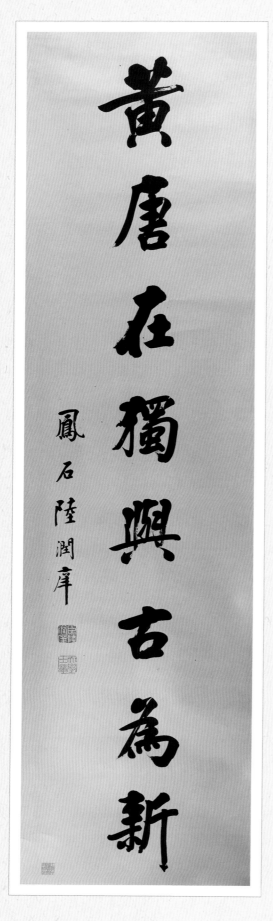

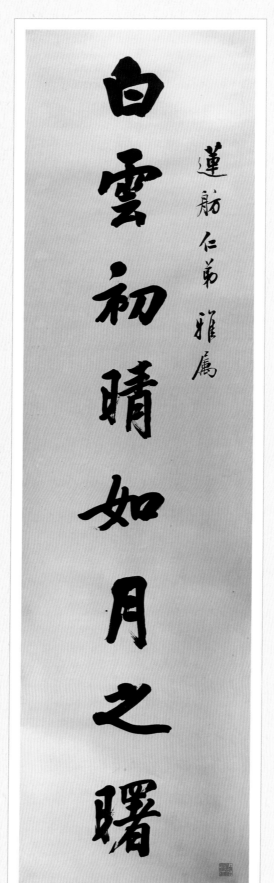

12
陆润庠·行书对联二

- 纸本 立轴
- 年代：清代
- 款识：莲舫仁弟雅属，凤石陆润庠。
- 钤印：臣陆润庠、大学士章等
- 说明：作品中的语句为"白云初晴如月之曙，黄唐在独与古为新"。"黄唐"指黄帝和唐尧。此为陆润庠书赠晚清医家陈莲舫之礼联。
- 尺寸：165 cm × 42 cm

Couplets in Running Script by Lu Runxiang
Paper, hanging scroll

Couplets by the renowned Qing Dynasty TCM physician Lu Runxiang who sent them as a gift to another famous TCM physician Chen Lianfang.

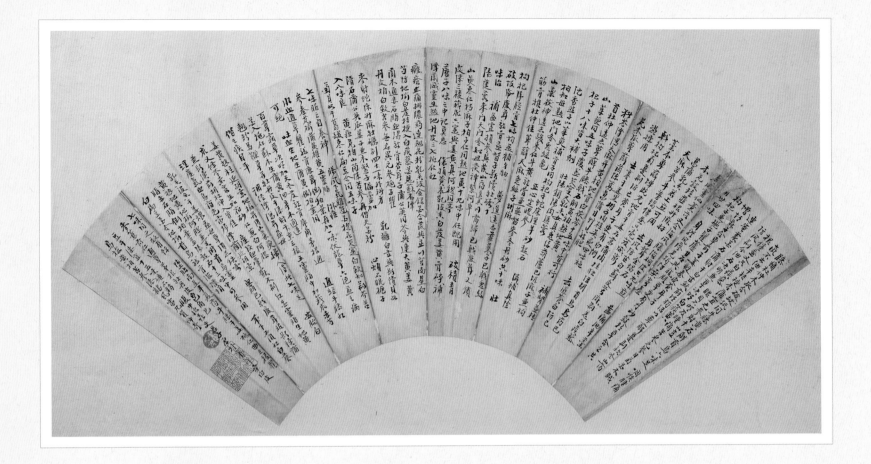

13

临证用药歌诀扇面

- 纸质　扇面
- 年代：清代
- 说明：扇面书有不同病证常用药物歌诀。古代医生常将众多药方抄写于扇面，
  以便诊治疾病时随时检索。
- 作者：不详。
- 尺寸：51 cm × 18 cm

Fan with Practical Medication Chants

Paper, fan

The Qing Dynasty

A fan with rhymed chants on it for commonly used medications.

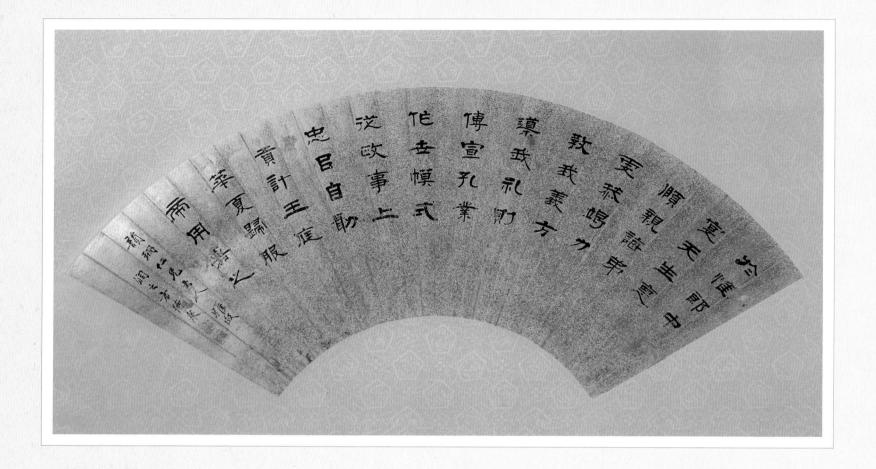

14

方德泉·隶书扇面

- 纸质 扇面
- 年代：清代
- 款识：韵珊仁兄大人雅启，润之方德泉。
- 说明：扇面为金黄色，方德泉以隶书临写东汉《郑固碑》中的内容："于惟郎中，实
  天生德。颐亲诲弟，虔恭竭力。教我义方，导我礼则。传宣孔业，作世幕式。从政
  事上，忠以自勖。贡计王庭，华夏归服。帝用嘉之。"
- 作者：方德泉（生卒年不详），字润之，清代医家。
- 尺寸：18.1 cm × 52.8 cm

Fan with Calligraphy in Clerical Script
Paper, fan
The Qing Dynasty

Calligraphy in clerical script on the fan by the Qing Dynasty physician Fang Dequan.

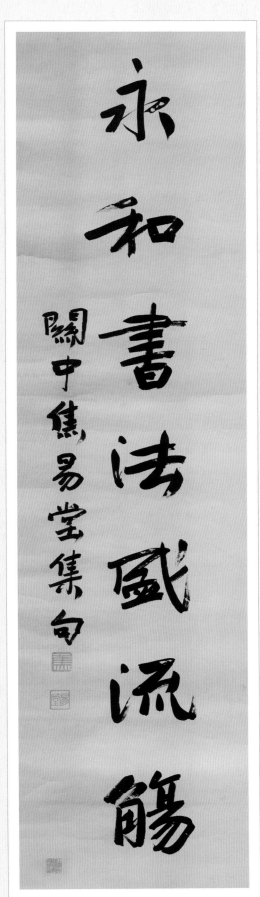

15

焦易堂·行书对联

- 纸质 立轴
- 年代：近代
- 款识：一亭志兄法家教正，关中焦易堂集句。
- 钤印：焦、易堂等
- 说明：对联中的语句为"米老画禅参泼墨，永和书法盛流觞"。
- 作者：焦易堂（1880—1950年），又名孟希，陕西武功人；曾任国民党中央执行委员、国民政府最高法院院长等职；1930年与陈立夫等倡议成立国医馆，获得批准。1931年中央国医馆成立，焦易堂为第一任馆长，为中医的生存与发展作出贡献。
- 尺寸：147.4 cm × 36.5 cm

Couplets in Running Script by Jiao Yingtang (1880—1950)
Paper, hanging scroll
Modern times

Couplets written by Jiao Yingtang, the first director of the Central National TCM Institute.

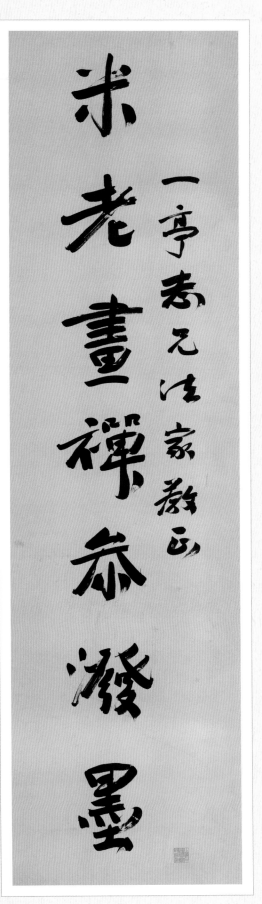

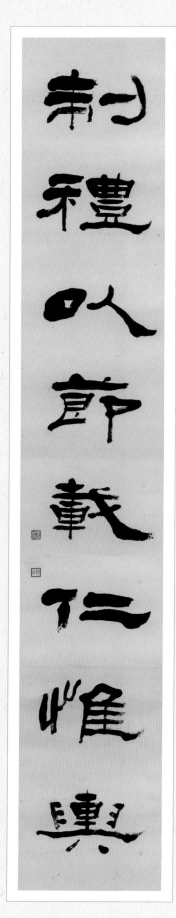
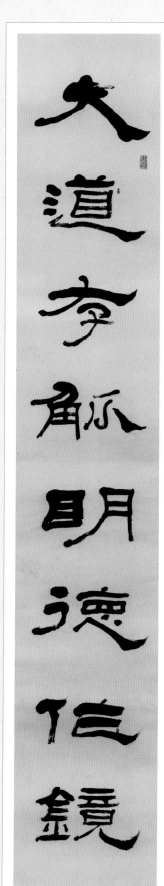

16

秦伯未·隶书对联

- 纸本 立轴
- 年代：近现代
- 钤印：秦之济印、谦斋等
- 说明：医家秦伯未所书对联"大道存觚明德作镜，制礼以节载仁惟舆"。
- 作者：秦伯未（1901—1970 年），原名之济，号谦斋，上海陈行人，中医世家出身。1919 年，秦伯未就读于上海中医专门学校，与中医名家程门雪、章次公等为同窗，1927 年创办上海中国医学院，担任教务长、院长，亲自编著讲义，重视中医教育和临床实践。他曾任卫生部中医顾问，中华医学会副会长，第二、第三、第四届全国政协委员，著有《金匮要略简释》《内经类证》《谦斋医学讲稿》《秦氏内经学》《清代名医医案精华》《清代名医医话精华》等。
- 尺寸：131.2 cm × 22.3 cm

Couplets in Clerical Script by Qin Bowei (1901—1970)
Paper, hanging scroll
Modern and contemporary times

Couplets written by modern TCM physician Qin Bowei.

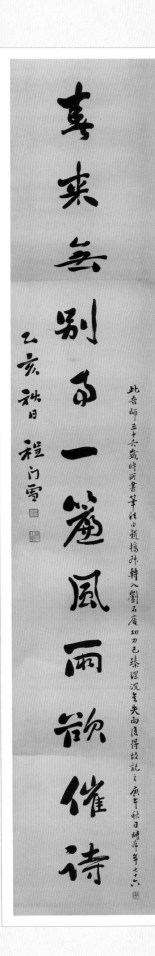
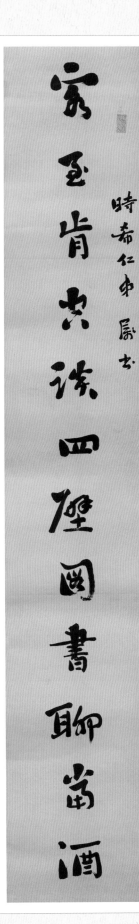

17

程门雪·行书对联

- 纸本 立轴
- 年代：1935 年
- 款识：时希仁弟属书，乙亥秋日程门雪。
- 钤印：门雪书画等
- 说明：对联内容为"客至肯空谈，四壁图书聊当酒；春来无别事，一帘风雨欲催诗"。
- 尺寸：130 cm × 20.5 cm

Couplets in Running Script by Cheng Menxue

Paper, hanging scroll

1935

Couplets written by Cheng Menxue, a famous TCM physician and the first president of Shanghai University of Traditional Chinese Medicine.

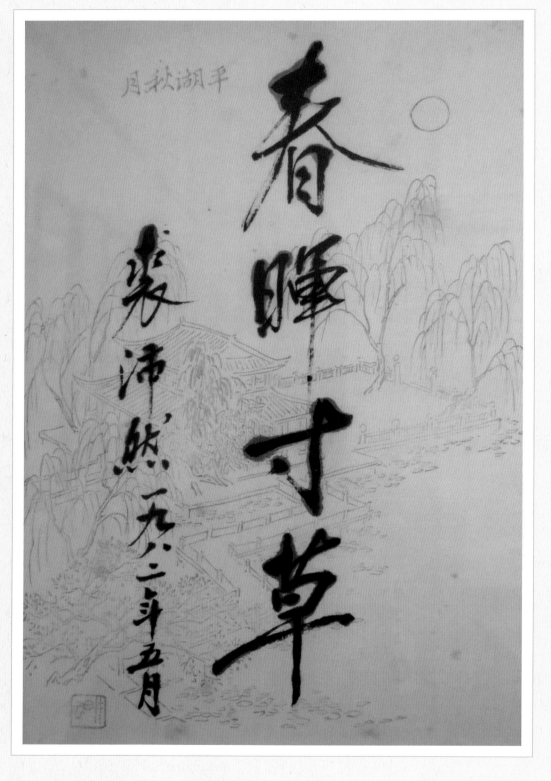

18

裘沛然·"春晖寸草"行书题词

- 纸本 镜片
- 年代：1982 年
- 款识：一九八二年五月，裘沛然。
- 钤印：云耕
- 说明：作品为裘沛然题词"春晖寸草"。
- 作者：裘沛然（1913—2010 年），原名维龙，浙江慈溪人，首届国医大师、上海中医药大学和上海市中医药研究院终身教授；长期从事中医教育和中医理论、临床研究，在中医基础理论、各家学说、经络、伤寒温病、养生诸领域颇多见解，为培养中医人才作出了贡献。他还是诗人，并兼通文史之学，为中国特大型综合性辞典《大辞海》的副主编。
- 尺寸：23 cm × 18 cm

Inscription in running script by Qiu Peiran (1913—2010)
Paper, simply mounted with a piece of Xuan paper on the back

An inscription in running script by Qiu Peiran, one of the First National Masters of Traditional Chinese medicine.

凡大醫治病必當安神定志無欲無求先發大慈惻隱之
心折言願普救含靈之苦若有病厄來求救者不得問毛貴賤貧
富長幼妍媸親善友華夷愚智普同一等皆如至親之想亦
不得瞻前顧後自慮吉凶護惜身命見彼苦惱若己有之深心
悽愴勿避嶮巇晝夜寒暑飢渴疲勞一心赴救無作功夫形迹
之心如此可為蒼生大醫

孫思邈大醫精誠神指出醫道是玄微之諳給此中竟勿太作風上有自炫己殺人至今具有教育意義

上海市名老中醫學術研究班 留念

金山縣王文濟手抄錄思齋時年八十有二

僕品德高尚尹孤要条立言給此中竟勿太作風上有自炫己殺人至今具有教育意義

19

王文济·手录孙思邈《大医精诚》

- 纸本 立轴
- 年代：1995 年
- 款识：上海市名老中医学术研究班留念，金山县王文济书于写思斋时年八十有二。
- 钤印：王文济印等
- 说明：作品为上海市名中医王文济所书孙思邈《大医精诚》立轴。
- 作者：王文济（1914—1998 年），上海市金山县人，1938 年毕业于上海中国医学院，师从上海名医方公溥、刁谦伯等。他曾任中国中医学会上海分会第三、第四届理事，上海市中医药学会第一届理事会顾问，上海市金山县中心医院主任医师、副院长，1995 年被评为上海市名中医，著有《金山医学摘粹》。
- 尺寸：102.5 cm × 33.5 cm

Sun Simiao's *Da Yi Jing Cheng* Written by Wang Wenji (1914—1998)

Paper, hanging scroll

1995

Calligraphy of *Da Yi Jing Cheng*, which means a master physician must have superb skill and sincerity, by Wang Wenji, a TCM Master Physician from Shanghai.

20

何时希·手录林则徐戒烟丸方

· 纸质 横幅

· 年代：现代

· 款识：何氏二十八世孙何时希录

· 钤印：音希

· 说明：作品为何氏二十八世孙何时希手录林则徐戒烟丸方（共有 18 味药，中药店简称林十八）。此方是青浦重固名医何书田救迷良方中的验方。

· 作者：何时希（1915—1997 年），名维杰，号雪斋，字时希，青浦重固镇人，江南何氏世医第 28 代传人，何鸿舫之孙，程门雪入室弟子，又请益于丁济万、秦伯未等诸名家，女科则得沈芝九、蔡香苏、虞左唐之传；17 岁即开诊于上海广益中医院，善治妇科。同时任教于上海中医学院、中国医学院等校；曾任上海市人民政府参事，中国中医研究院特约研究员等；整理何氏、程氏医学著作《何氏八百年医学》《程门雪诗书画集》等。

· 尺寸：67 cm × 33.7 cm

Lin Zexu's Quit-Smoking Pill Prescription hand-copied by Heshi Xi (1915—1997)
Paper, horizontal scroll
Contemporany times

Lin Zexu's prescription for quit-smoking pills transcribed by Heshi Xi, the 28th-generation descendant of the He family.

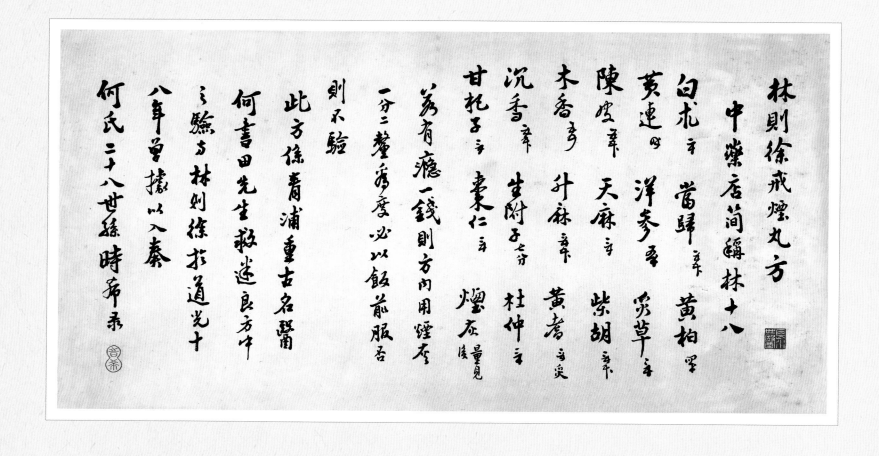

名人墨迹

CELEBRITY INK

1

桂馥·隶书对联

- 纸本 立轴
- 年代：清代
- 款识：肃然山小史桂复
- 钤印：未谷、桂馥之印等
- 说明：对联中内容为"小山丛桂淮南赋，东阁官梅水部诗"。
- 作者：桂馥（1736—1805年），一名復，字未谷，一字冬卉，号雩门、老苔、老茗、渎井、渎井复民、肃然山外史等，曲阜（今属山东济宁）人，文字训诂学家、篆刻家、书法家。他博涉群书，一生精力萃于小学，著述宏富，为"说文四大家"之一，著《说文义证》，亦工诗书画印，辑《缪篆分韵》，尤以隶书为一代之雄。
- 尺寸：128 cm × 28 cm

Couplets in Clerical Script by Guifu (1736—1805)

Paper, hanging scroll

The Qing Dynasty

Couplets by Guifu, a scholar, seal engraver, and calligrapher in the Qing Dynasty.

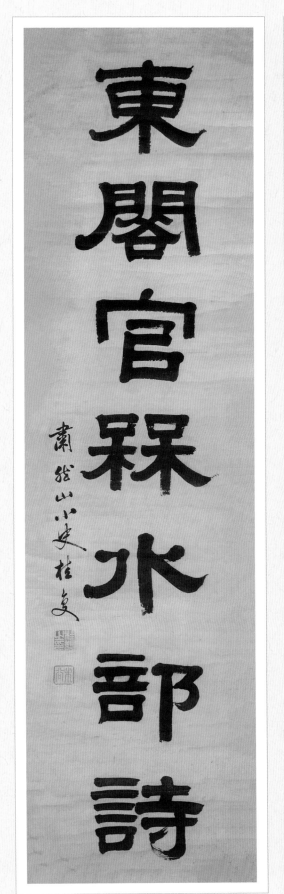

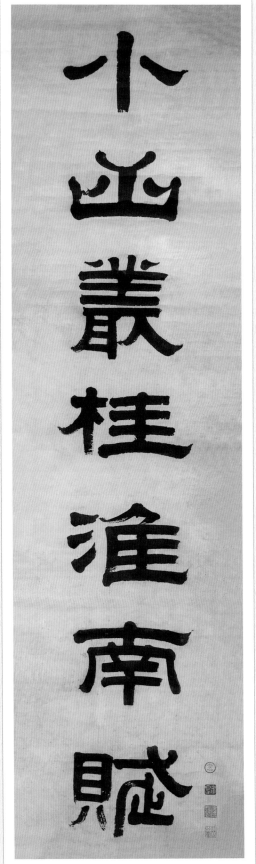

2

林则徐 · 行书条幅

- 纸本 条幅
- 年代：清代
- 款识：郭河阳题画句，少穆林则徐书。
- 钤印：蓬莱高氏鉴藏书画印、臣林则徐字少穆印、身行万里半天下、上海中医学院医史博物馆藏、吴璧城
- 说明：此为林则徐抄写的诗文书法。内容为"似与溪山有凤缘，兴来何处不云烟。喫他一椀龙团饼，惜少坡翁玉女泉"。

  郭熙（1023—约 1085 年），字淳夫，河阳温县（今属河南孟州市）人，故人称"郭河阳"；北宋画家、绘画理论家，熙宁元年（1068 年）召入画院，后任翰林待诏直长。从落款来看，所书诗文可能来自郭熙《溪山煮茶图》，此图已不见于当世。

- 作者：林则徐（1785—1850 年），字元抚，又字少穆、石麟，晚号俟村老人、俟村退叟、七十二峰退叟、瓶泉居士、栎社散人等，福建省侯官县人；曾任湖广、陕甘及云贵总督等职，两次受命钦差大臣。因其主张严禁鸦片，在中国有民族英雄之誉。

  吴璧城，室名"来苏楼"，曾经营古董文物店，与吴湖帆颇有交际，吴湖帆日记中多见其名；1905 年与工艺局总办沈景臣创办山东第一家石印馆——大公石印馆。其曾收藏此条幅。

- 尺寸：261 cm×61.6 cm

Scroll in Running Script

Paper, hanging scroll

The Qing Dynasty

A hanging scroll in running script by Lin Zexu, a prominent political figure, thinker, and poet in the Qing Dynasty.

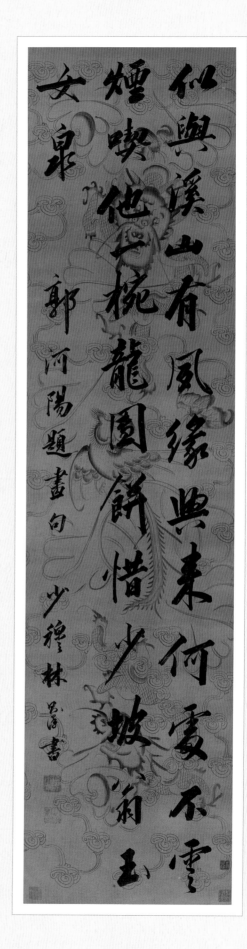

3

许梿·篆书寿字轴

- 纸本 立轴
- 年代：1857 年
- 款识：丁巳嘉平集蓖经语竝请，寅昉娴世大兄订正，珊林弟许梿。
- 钤印：许梿、叔夏、为五斗米、上海中医学院医史博物馆藏等
- 说明：清代学者许梿为朋友祝寿时所作书法，用篆体写"寿"，以隶书记述朋友相聚之情。
- 作者：许梿（1787—1862 年），初名映涟，字叔夏，号珊林、乐恬散人，室名红竹草堂，浙江海宁人，道光十三年（1833 年）进士；工诗文，善篆隶书法，深为谭献所推；在山东平度知府任内，以史事精敏、善决疑案著称，并刊刻有《洗冤录详义》；后官至江苏粮储道，以病乞归；博通文字学、医学，著有《说文解字疏笺》《外科正宗》《咽喉脉证通论》《六朝文絜》等。
- 尺寸：161 cm × 58 cm

Scroll with "寿" in Clerical Script by Xu Lian (1787—1862)

Paper, hanging scroll

1857

A hanging scroll with the Chinese character "寿" (longevity) in clerical script by Xu Lian, a scholar proficient in philology and medicine in the Qing Dynasty.

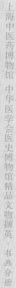

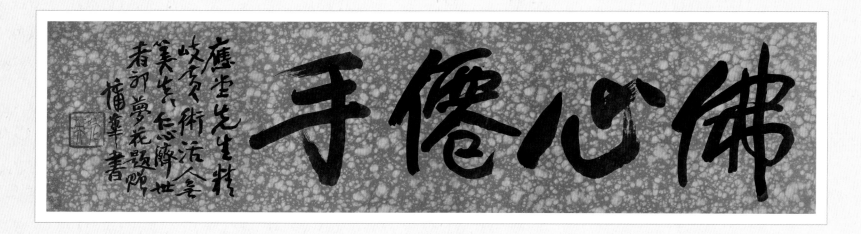

4

蒲华·行楷"佛心仙手"横幅

- 纸本 横幅
- 年代：清代
- 款识：应堂先生精岐黄术，活人无算，真仁心济世者。郭梦花题赠，蒲华书。
- 钤印：作英
- 说明：作品内容为蒲华手书的郭梦花题赠名医夏应堂的"佛心仙手"四字。
- 作者：蒲华（1832—1911 年），原名成，字作英，又字卓英、竹云、竹英，号胥山野史、种竹道人，浙江秀水（今嘉兴）人，师从画家林雪岩；长于草书，笔意奔放，自然天趣；精花卉，善画竹，山水亦见情致；与任颐、吴昌硕、虚谷同为清末海上画派先驱。
- 尺寸：121 cm × 31.3 cm

Horizontal Plaque in Running Regular Script by Pu Hua (1832—1911)
Paper, horizontal plaque
The Qing Dynasty

A horizontal plaque in running regular script featuring the phrase "佛手仙心" (Budda's Heart and Immortal's hand), a gift from Guo Menghua to the esteemed TCM physician Xia Yingtang.

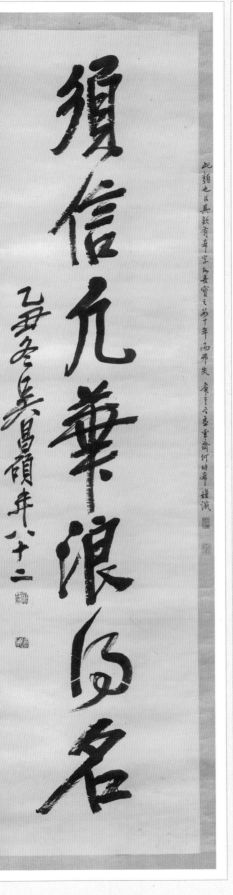

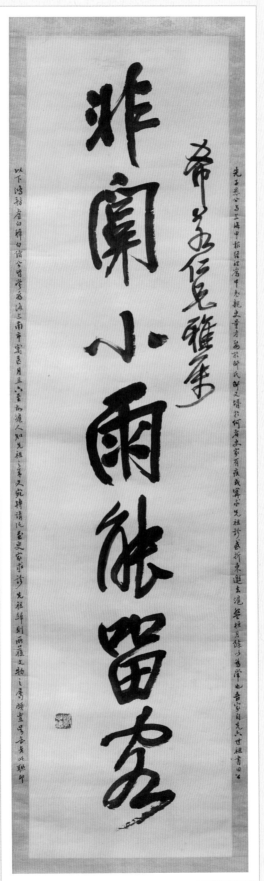

5

吴昌硕·行书对联

- 纸本 立轴
- 年代：1925 年
- 款识：希若仁兄雅属，乙丑冬吴昌硕年八十二。
- 钤印：俊卿之印、仓硕、雪斋等
- 说明：作品为近代国画家、书法家、篆刻家吴昌硕所书对联。内容为"非关小雨能留客，须信九华浪得名"。
- 作者：吴昌硕（1844—1927 年），初名俊，又名俊卿，初字香圃，中年后改为字昌硕，又署仓石、苍石；多别号，常见者有仓硕、老苍、老缶、苦铁、大聋、缶道人、石尊者等。其为浙江省孝丰县鄣吴村（今湖州市安吉县）人，"后海派"代表，著有《朴巢印存》《苍石斋篆印》《西泠印社记》等。
- 尺寸：137.8 cm × 33.2 cm

Couplets in Running Script by Wu Changshuo (1844—1927)
Paper, hanging scroll
1925

Couplets by Wu Changshuo, a distinguished modern Chinese painter, Calligrapher, and seal engraver.

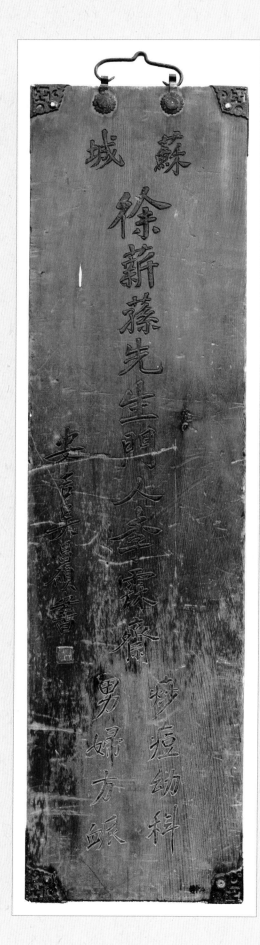

6

吴昌硕 · 李霖斋行医匾

- 木质 医匾
- 年代：约 1919 年
- 款识：苏城，徐薪荪先生门人李霖斋，痧痘幼科，男妇方脉，安吉吴昌硕书。
- 钤印：俊卿之印
- 说明：此为吴昌硕题写给徐氏儿科徐薪荪先生门人李霖斋的医匾。

徐薪荪是徐氏儿科传人，在上海颇有名望。李霖斋是徐氏传人和亲属，徐氏儿科在大自鸣钟、延安路金陵路口的诊所后来转让给其经营，其在闸北天保里、南京路大庆里也有自己的诊所。匾额从一个侧面见证了沪上徐氏中医儿科的发展。

- 尺寸：108.5 cm × 27.5 cm × 2.4 cm

Medical Plaque by Wu Changshuo for Li Linzhai
On Wood, medical Plaque

A medical plaque inscribed by Wu Changshuo for Li Linzhai, a disciple of the famous TCM pediatrician Xu Xinshun.

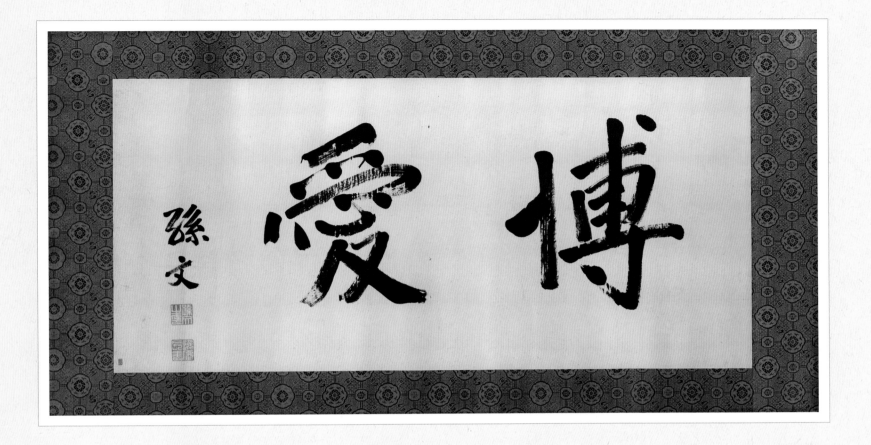

7

孙文·"博爱"横幅

- 纸质 横幅
- 年代：近代
- 钤印：孙文之印、逸仙长寿等
- 说明：作品为孙文手书"博爱"横幅。
- 作者：孙文（1866—1925 年），字中山、载之，号日新，又号逸仙，又名帝象，化名中山樵；爱国主义者、中国民主革命的伟大先驱，中华民国和中国国民党的缔造者，三民主义的倡导者，创立了《五权宪法》。
- 尺寸：53 cm × 103 cm

Horizontal Scroll of "博爱" by Sun Wen (1866—1925)

Paper, horizontal scroll

Modern times

A horizontal scroll of "博爱" (Universal Love) by Sun Wen, the founding father of the Repulic of China and Kuomintang (KMT).

本草綱目王世貞原序

紀稱望龍光知古劍覘寶氣辨明珠故萍實商羊非天明莫洞厥後博物稱華辯字稱康析

寶玉稱倚頓亦僅晨星耳楚靳陽一日過予弇山園謁予留飲數日予窺其

晬然貌也身也津津然譚議也真北斗以南一人解其裝無長物有本草綱目數十卷

謂予曰時珍荊楚鄙人也幼多羸疾質成鈍椎長耽典籍若啖蔗飴遂漁獵群書搜羅百氏

凡子史經傳聲韻農圃醫卜星相樂府諸家稍有得處輒著數言古有本草一書自炎皇及

漢梁唐宋下迨國朝註解群氏舊矣第其中舛謬差訛遺漏不可枚數迺敢奮編摩之志僭

篡述之權歲歷三十稔書八百餘家稿凡三易複者芟之闕者緝之訛者繩之舊本一千

五百一十八種今增藥三百七十四種分為一十六部著成五十二卷雖非集成亦粗大備

僭名曰本草綱目詳其土產形狀也次以開附方著其用也上自墳典下及傳奇凡有相關

次以集解辯疑正誤也次以氣味主治附方著其名為綱目正始也

奇凡有相關靡不備采如入金谷之園種色奪目如登龍君之宮寶藏悉陳如對冰壺玉鑑

毛髮可指數也又如奇物之通典臣民之重寶也李君用心嘉惠何勤哉噫碔玉莫剖朱紫相傾性理之精

微格物之通典支機之秘錄臣民之重寶也李君必訪賣卜方著弇州厄言惠博古如丹

弊也久矣故辯專車之骨必埃茲集哉茲集也深山石室無當盍鎖之

鉛厄言後乏人也何幸觀茲集哉茲集也深山石室無當盍鎖之以共天下後世味太

玄如子雲後者時萬歷歲庚寅春上元日弇州山人鳳洲王世貞拜撰

公元一九五四年二月十九日雲間朱孔陽敬錄

8

朱孔阳·王世贞《本草纲目》原序

· 纸本 立轴
· 年代：1954 年
· 款识：公元一九五四年二月十九日云间朱孔阳敬录
· 钤印：云间朱孔阳字云裳印、天孙为织云锦裳
· 说明：此为朱孔阳书写的明代著名文学家王世贞为《本草纲目》所作的序。

王世贞（1526—1590 年），明代著名文学家，字元美，号凤州，又号弇州山人，太仓（今江苏）人；著有《弇州山人四部稿》《弇州山人续稿》《弇山堂别集》等；明代文坛"后七子"首领，曾任湖广按察使。万历十八年（1590年）元宵，王世贞为《本草纲目》作序。万历二十一年（1593年），南京书商胡承龙将《本草纲目》刻完，万历二十四年（1596年）刊印 500 套，史称"金陵本"。

· 尺寸：143 cm × 77.5 cm

Scroll of the Preface for *Compendium of Materia Medica* by Zhu Kongyang (1892—1986)
Paper, hanging scroll
1954

A hanging scroll of Zhu Kongyang's calligraphy of the preface for *Compendium of Materia Medica*, which originally written by Wang Shizhen, a famous Ming Dynasty literary figure.

三· 拓片类

RUBBING COLLECTION

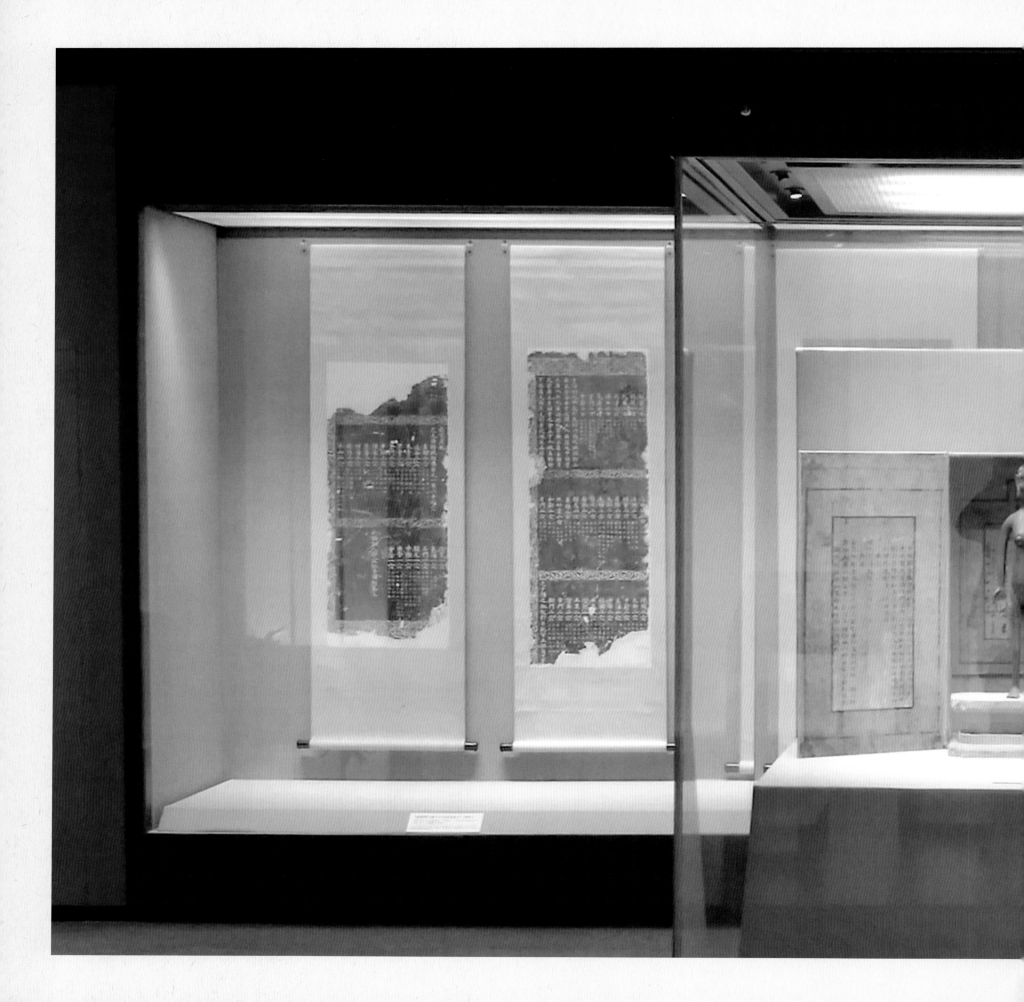

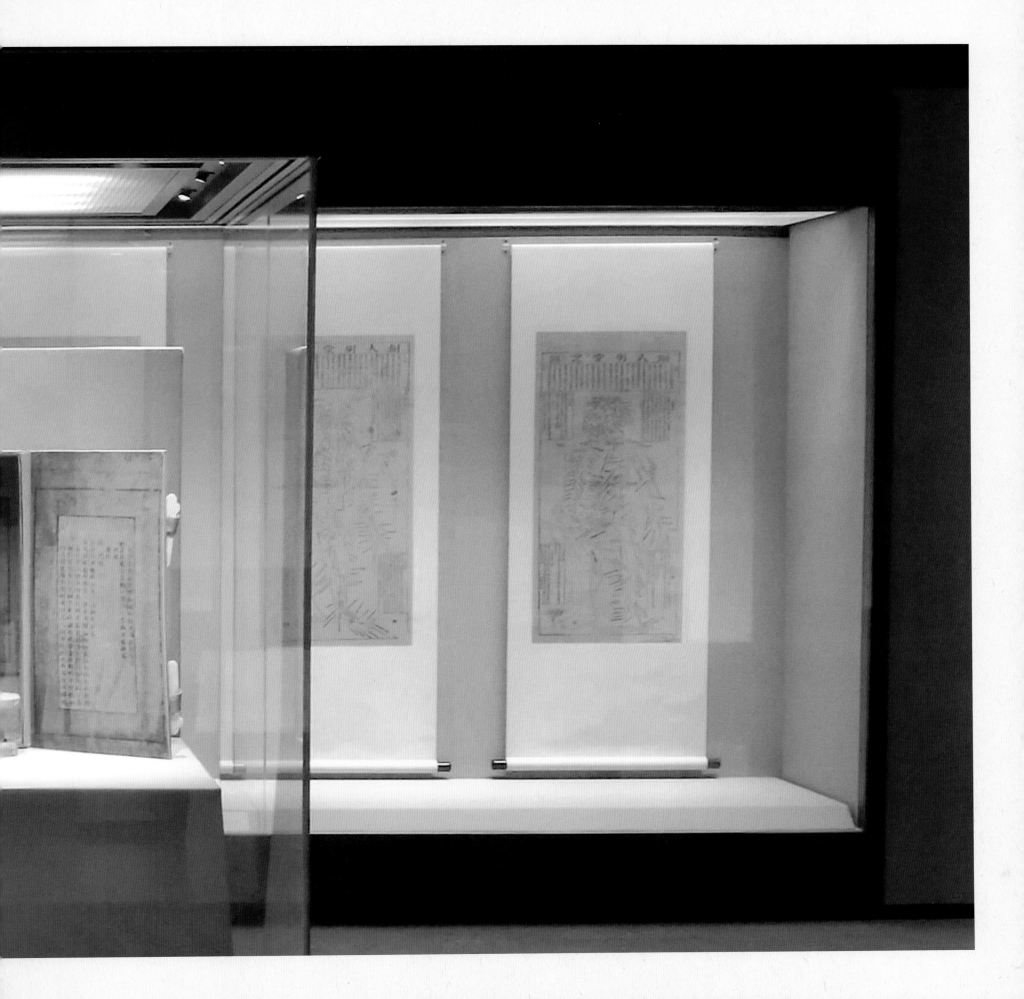

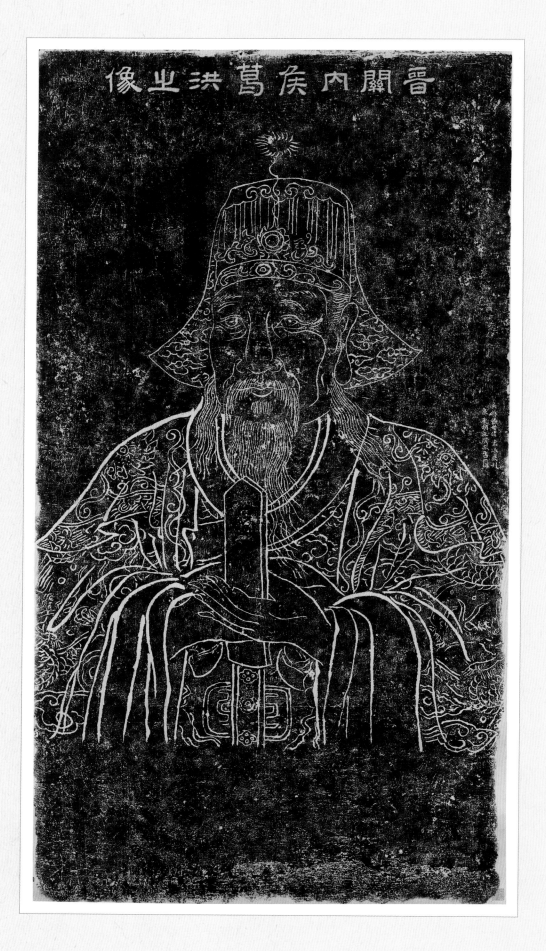

1

葛洪像拓片

- 纸质 拓片
- 年代：清代
- 说明：作品为晋代名医、炼丹家葛洪像拓片。此拓片为晋碑清拓，拓于杭州西湖葛岭碑刻。相传葛岭为葛洪晚年炼丹著书之处，现当地仍有抱朴道院，殿内正中供奉葛洪祖师像。
- 尺寸：120.2 cm × 58 cm

Rubbing of the Portrait of Ge Hong (283—343)

Paper, rubbing

The Qing Dynasty

A Qing Dynasty paper rubbing of a Jin Dynasty stone stele.

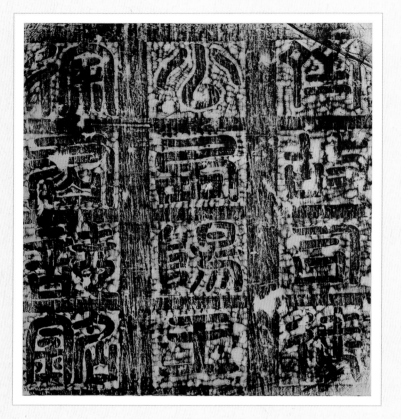

2

徐之才墓志铭拓片

- 纸质 拓片
- 年代：清代
- 说明：此为北齐铭清拓，志盖篆书"齐故司徒公西阳王徐君志铭"。拓片两千余字，对徐之才生平有较详记述，涉及其身世、任职等。

　　徐之才（492—572年），字士茂，祖籍东莞姑幕（今山东潍坊诸城），北齐医家，世医出身，以医名驰于北地。他曾任魏大将军等职，后封西阳郡王，撰有《徐王八世家传效验方》《徐氏家秘方》《徐王方》《药对》《小儿方》等书，均佚。

- 尺寸：130 cm × 55 cm

Rubbing of Xu Zhicai's Epitaph.
Paper, rubbing

The Paper Rubbing of the tomb epitaph of Xu Zhicai (492—572), a TCM physician from the Northern Qi Dynasty.

海上杏博

上海中医药博物馆·中华医学会医史博物馆馆精品文物撷英·书画分册

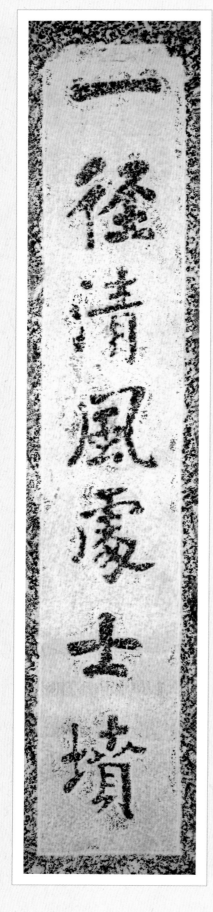

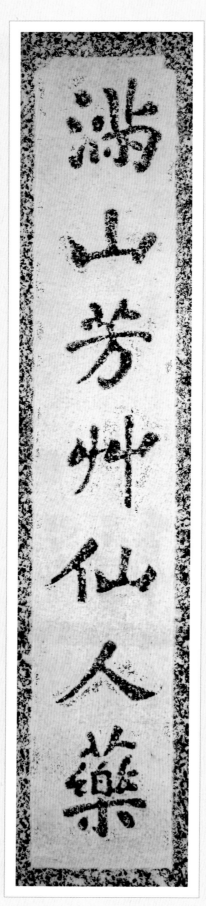

3

徐大椿墓门对联拓片

- 纸本 拓片
- 年代：清代
- 说明：作品为清代名医徐大椿自题墓门对联拓片，内容为"满山芳草仙人药，一径清风处士坟"。
- 尺寸：130 cm × 28 cm

Rubbing of Xu Daxuan's Tomb Gate Couplets
Paper, rubbing
The Qing Dynasty

Tomb gate couplets by Xu Dachun (1693—1771), a renowned TCM physician from the Qing Dynasty.

图书在版编目（CIP）数据

海上杏博 ：上海中医药博物馆 / 中华医学会医史博
物馆精品文物撷英. 书画分册 / 李赣主编. -- 上海 ：
上海科学技术出版社，2024. 10. -- ISBN 978-7-5478
-6824-9

Ⅰ. R-092

中国国家版本馆CIP数据核字第2024RQ1927号

海上杏博

上海中医药博物馆 | 中华医学会医史博物馆精品文物撷英·书画分册

名誉主编·杨永清　钟力炜

主　　编·李　赣

上海世纪出版（集团）有限公司　出版、发行
上 海 科 学 技 术 出 版 社
(上海市闵行区号景路 159 弄 A 座 9F-10F)
邮政编码 201101　www.sstp.cn
上海雅昌艺术印刷有限公司印刷
开本 889×1194　1/12　印张 10
字数：180 千字
2024 年 10 月第 1 版　2024 年 10 月第 1 次印刷
ISBN 978-7-5478-6824-9/R·3104
定价：248.00 元